医院感染相关监测实用手册

主　编　姜亦虹

副主编　生　媛　钱　静

编　者　（以姓氏笔画排序）

孔　懿　戈　海　乔美珍　李　阳　李亚峰

张贤平　张亚英　张建蓉　张骏骥　张之烽

林泓怡　周万青　周　宏　钱雪峰　黄　进

葛学顺　谭思源

东南大学出版社

·南　京·

图书在版编目(CIP)数据

医院感染相关监测实用手册 / 姜亦虹主编. — 南京：
东南大学出版社,2019.4(2022.10 重印)
ISBN 978 - 7 - 5641 - 8288 - 5

Ⅰ. 医…　Ⅱ.①姜…　Ⅲ.①医院－感染－卫生监测
－手册　Ⅳ. R197.323 - 62

中国版本图书馆 CIP 数据核字(2019)第 024410 号

医院感染相关监测实用手册

主　　编	姜亦虹
出 版 人	江建中
出版发行	东南大学出版社
	(江苏省南京市四牌楼 2 号东南大学校内　邮政编码 210096)
印　　刷	常州市武进第三印刷有限公司
开　　本	710mm×1000mm　1/16
印　　张	9
字　　数	166 千字
版　　次	2019 年 4 月第 1 版
印　　次	2022 年 10 月第 4 次印刷
书　　号	ISBN 978 - 7 - 5641 - 8288 - 5
定　　价	40.00 元

(东大版图书若有印装质量问题,请直接与营销部联系,电话 025－83791830)

前　言

医院感染管理在我国已经有了 30 年发展历程，经过不断实践，已经形成一定的管理体系。医院感染管理包括医院感染相关监测（含医院感染病例监测、消毒灭菌效果监测及环境卫生学监测）、重点部门监管、抗生素合理应用、消毒药械监管、医院感染暴发预防与控制、医疗废物管理等内容。近几年相关行政主管部门高度重视，相继发布了医院感染管理相关的系列标准、规范及指南，对规范医院感染管理工作起到至关重要的作用。

各级各类医疗机构按照国家规范的要求在感染管理科设置、专业人员配备、感染管理重点部门监测与监管等诸多方面有了显著进步，特别是医院感染相关监测工作已经在医疗机构普遍开展，并通过监测发现感染隐患，将风险控制在可控范围，为确保医疗质量发挥作用。

但由于相关规范的制定出自多部门及各专业，部分标准及规范存在矛盾之处。为此，江苏省医院感染管理质控中心组织专家从实际出发，梳理了医院感染监测的各项标准及规范，就相关监测的目的、意义及监测方法加以整理，并对实际工作中常见问题进行了解答。希望该手册的出版能够解决医院感染专业人员在相关监测中遇到的标准不一、实际操作难度大的难题。

时间仓促，难免挂一漏万，不足之处，敬请指正。

编者

2019 年 3 月

目 录

第一章 医院感染相关监测概述

医院感染管理工作经过 30 年发展已经逐步形成独立的监测、监管及培训体系。医院感染相关监测主要包括医院感染病例监测、环境卫生学监测及清洗消毒灭菌效果监测三大项监测。

医院感染病例监测内容有全面综合性病例监测、目标性监测（重症监护病房感染目标性监测、手术部位感染监测、多重耐药菌感染监测等）、现患率调查等，重点是针对住院患者开展的医院感染情况监测。

环境卫生学监测内容有空气净化效果监测、环境表面消毒效果监测，主要是围绕医院环境进行的安全风险监测。

清洗消毒灭菌效果监测包括诊疗器械（器具）和物品的清洗质量效果监测、消毒质量效果监测、灭菌质量效果监测（压力蒸汽灭菌器灭菌效果监测、干热灭菌效果监测、过氧化氢低温等离子灭菌效果监测、低温蒸汽甲醛灭菌效果监测、环氧乙烷灭菌效果监测）、紫外线灯消毒效果监测、内镜清洗消毒效果监测、医用织物清洗消毒效果监测等，是重点针对诊疗用品及器具所做的质量控制。

另外，还有保障血液净化患者安全的血液净化用的透析用水及透析液的监测。

近年来，医院感染管理不断从结果监测向过程监测过渡，不但开展工作人员手清洗消毒效果监测，还注重洗手依从性监测的开展。

上述监测的开展是医院感染风险评估的重要方面，监测中一旦发现结果异常，应立即反馈给相关科室并协同查找原因，将问题尽快解决。同时，应定期对所有监测数据汇总分析，找出问题根源及风险，消除感染隐患，真正做到让监测数据发挥监管作用。

常见问题及解答

1. 医院应该如何做医院感染相关监测的计划？

答：感染管理科首先应对全院所有部门进行梳理，了解全院各重点部门开展的诊疗项目、使用消毒剂情况等，对照国家规范，将需要监测的内容逐一罗列，然后根据具体情况决定各监测项目开展的时间及频次。就频次而言，符合国家规范要求即可。当然，从实际工作出发，频次也可以高于规范要求。以手术室空气监测为例，按照空气净化要求应每季度监测，而所有洁净手术间应每年监测不少于一次。如果手术间数量多，每季度监测工作量大，容易对临床工作形成干扰,我们可以每月做,每次数量少些,确保每年所有手术室都监测即可。同样,内镜监测也是如此,如果内镜数量少,则每季度监测一次即可,如果内镜达到 100 根以上,每季度得做 25 根以上,则会占用较多监测时间,可以拆分成每月进行 10 根。因此,监测计划应结合医院实际情况。同时,应有监测数据超标的应对方案、监测的标准操作规程(SOP)及各项指标的正常值。

2. 医院感染相关监测内容很多,我们作为基层单位部分项目开展不了,是否可以减少?

答:医院感染相关监测内容确实很多,但每一项有着不同的作用及意义。应根据医院的实际情况,先制订监测计划,把需要开展的项目列举出来,不能自己做的可以委托其他单位做,比如请第三方检测中心或者医院感染管理质控中心所在单位等。医院只要有压力蒸汽灭菌器,必须有物理、化学及生物监测。如果是预真空或脉动真空的灭菌器就需要做 B-D 试验,如果只有下排气的压力蒸汽灭菌器则无须做 B-D 试验。医院只要有血液净化中心,透析液、透析用水必须每月监测,内毒素每季度监测。当然,如果医院没有过氧化氢等离子灭菌器,则无须开展该项监测。

3. 在实际工作中经常碰到不同专家对监测的要求不一样,该如何处理?

答:对于经常有专家提出不同要求,可以根据相关规范要求,自己拟订一个监测计划及合格标准。该合格标准符合或高于国家规范要求即可。专家意见供参考。

4. 作为感染管理部门是否可以要求重点部门增加监测频率来确保安全?

答:目前所列监测频率为国家相关规范的要求,至于是否有必要增加频次,可能还要从成本效益角度进一步分析。如果现有监测结果经常超标,可以适当增加监测频率。但更重要的是找到超标的原因并改进。消毒灭菌效果是结果监测,我们可以通过过程监测来进一步保障安全。以内镜消毒为例,按照一定频率抽查内镜清洗消毒效果,只能代表被抽查的内镜清洗消毒质量,但我们可以通过对清洗过程的质控来提高每根内镜的清洗质量,这不需要太多的人力、物力成本,但对于安全保障却是非常重要的。

5. 如何做监测数据分析?

答:建议每年做一次全院的监测数据分析,包括病例监测数据、环境卫生学监测数据及清洗消毒灭菌效果监测数据。对于病例监测,监测的项目可以包括发病率、现患率、多重耐药菌检出率及发生医院感染率、"三管"使用率及感染率、手术部位感染率。将这些数据与前一年数据进行比较,看看感染率高发的科室有哪些。对于环境卫生学监测,需要分析超标的项目有哪些,集中在哪些科室,有哪些是系统问题需要改进。对于清洗消毒灭菌效果监测,分析清洗消毒灭菌中不合格的项目有哪些,应对不合格的项目做原因分析。通过全年数据分析来制订第二年监测计划。对于反复出现不合格的项目应适度增加监测频率以确保安全。

6. 环境卫生学及清洗消毒灭菌效果监测必须由有检验资质的人员发报告吗?

答:环境卫生学及清洗消毒灭菌效果监测作为医院内部质量控制的一部分,可以由有检验资质的人员完成并发报告,也可以由经过培训的人员完成。重点在于按照操作规程完成检测步骤,结果可信。

7. 如何选择目标性监测项目?

答:目标性监测是针对高危人群、高发感染部位等开展的医院感染及其危险因素的监测和干预,付出的时间、精力、成本与医院感染严重程度成正比。监测的项目选择主要依据本医疗机构内部的感染风险评估结果,以及国内、国际公认的感染高风险或高危人群来最终确定。目的是集中优势资源预防最容易发生且一旦发生后果比较严重的感染部位和人群。常见的目标性监测项目有重症监护病房医院感染监测、新生儿医院感染监测、手术部位感染监测、细菌耐药性监测等等。

8. 开展全院综合性监测和目标性监测有什么要求?

答:全院综合性监测是连续不断地对所有临床科室的全部住院患者和医务人员进行医院感染及其有关危险因素的监测;目标性监测是针对高危人群、高发感染部位等开展的医院感染及其危险因素的监测和干预,如重症监护病房医院感染监测、新生儿医院感染监测、手术部位感染监测、细菌耐药性监测等。《医院感染监测规范》(WS/T 312—2009)中明确规定,新建或未开展医院感染病例监测的医院,由于医院感染病例监测还处于初始阶段,缺乏医院感染本地资料,应先开展全院综合性监测,监测时间一般不少于 2 年,监测建议以前瞻性的方式进行。等全面掌握各临床科室的医院感染流行病学分布情况后再开展重点部门、重点环节、重点部位目标性监测,目标性监测持续时间应连续 6 个月以上,至少每半年进行一次评估。

9. 手术部位感染目标性监测如何选择手术类型?

答:手术部位感染目标性监测是在全院综合性监测的基础上开展的一种目标性监测,主要目的是通过监测分析手术部位感染发生的危险因素,从而降低手术部位感染率。选择手术类型的原则:① 在综合性监测的基础上发现该类手术的手术部位感染率相对较高者;② 每年需有一定的手术量;③ 一旦发生感染,其造成的后果较为严重,例如头颅手术、心脏手术等;④ 至少每半年进行一次评估,将手术部位感染率维持在一个较低而恒定的水平,需要重新确定新的手术类型。

10. 如何通过医院感染监测数据开展医院感染风险评估工作?

答:医院感染监测数据的种类较多,我们可以根据不同类型的数据进行分析,比如,医院感染发病率明显升高,重点对升高的科室进行评估和梳理,如果环境卫生学监测中洁净手术室空气出现超标,则重点对洁净设施的运行维护进行评估。开展风险评估的目的在于找出能够影响整个医疗机构感染预防工作中重要的内部和外部薄弱环节,并为感控工作计划的目标制订和采取相应的感控措施提供科学依据。感染控制风险评估是一项缜密的检查过程,必须考虑:① 已经发现过的或者潜在的风险究竟是否还存在? 比如,医院感染病例发病率监测数据中明显高于以往监测数据(通常以高于同期数据 2 个标准差为判断依据),要考虑感染的风险增加了,应加以关注。② 如果发生,是否会带来严重后果? 分析感染主要发生的科室及患者人的类型,判断对其预后是否有不良影响。③ 医疗机构是否为应对这些风险做好了准备? 步骤可分为风险识别、风险分析、风险控制三个方面。这个高于以往的感染率如何去预防和控制。

(1) 风险识别:是发现、列举和描述风险要素的过程。应用风险评估的工具识别风险,工具包括:专家调查表(包括德尔菲法和头脑风暴法)、安全检查表法、工作风险分析法、情景分析法、故障树法、事件树分析法及危险与可操作性研究、失效模式和效应分析等。

(2) 风险分析:为风险评估、决定风险是否需要应对及采取最适当的应对策略和方法提供依据。分析中需要考虑导致风险的原因、风险事件的正面和负面的后果及其发生的可能性,还要考虑控制措施是否存在及其有效性。风险评估是在识别潜在危害后,对危害发生的概率和严重程度进行评估,并评估各种风险降低措施的过程;风险评估包括风险估计和评价,主要包括频率分析、后果严重程度或损失分析、当前体系如何,按照分析结果进行风险高低评价。

(3) 风险控制:是处理风险的过程。风险控制是在风险评估基础上制定与降低风险措施有关的策略并进行干预的过程,体现质量持续改进(PDCA)的理念。

11. 通过监测发现疑似医院感染暴发时,如何进行处置?

答:医院感染管理部门通过监测或者接到发生医院感染聚集性事件的报告时,应积极进行流行病学调查,分析可能的传播环节,并采取预防控制措施。基本步骤如下:

(1) 初步定义和确定病例:确切定义感染病例,便于后期进行流行病学调查。首先应明确感染部门、人群和病原体,所有的病例均要确诊,与最初制定的感染病例相核对。

（2）制定控制措施：在流行病学调查的同期制定和组织落实有效的控制措施，并通知相关部门予以落实，包括为患者做适当治疗，进行正确的消毒处理，必要时隔离患者甚至暂停接收新患者或关闭病房，并随时调查监测新发病例。

（3）标本收集：对感染患者、接触者、可疑感染源、环境、物品、医务人员及陪护人员等进行病原学检查，如环境中检测到病原体，必要时通过脉冲场凝胶电泳或其他分子生物学监测方法检测其同源性。

（4）流行病学调查：对感染患者及周围人群进行详细流行病学调查，包括患者的基础情况、症状、体征、医院感染相关危险因素。

（5）绘制流行曲线：分析调查资料，对病例的科室分布、人群分布和时间分布进行描述；绘制出以时间为横坐标（时间界限视疾病潜伏期而定）、发病人数为纵坐标的流程图；绘出医院感染暴发病例在病区内的分布图。

（6）完成初步的调查：找到合适的流行病学方法，常规以病例对照研究为宜。分析流行或暴发的原因，推测可能的感染源、感染途径或感染因素，选择合适的对照组并同样调查其相关因素，进行统计分析，查找可能的危险因素。

（7）控制措施的执行和效果评估：采取措施后，应监测感染发生情况，观察有无新发病例出现。如果还有新发病例出现，应该检查所采取的措施是否得到及时严格的执行，或者重新评估调查结果是否正确。

（8）书写调查报告，总结经验，制定防范措施。报告内容有：流行或暴发感染病例的概括及现场工作情况描述，主要假设，临床、流行病学及实验室资料分析的结论，流行或暴发的起源与范围，感染控制和预防措施及其效果，经验教训。

12. 是否可以由省院感染质控中心统一规定各医院的监测项目？

答：很多医院感染管理专职人员希望由省院感染质控中心统一规定各医院的监测项目，我们觉得不可行！因为不同的医院感染风险不同，省质控中心无法了解各医院的实际情况。统一规定项目如果面面俱到会造成浪费，而只规定重点又会在部分医院造成漏检。各医院工作重点不同，薄弱环节也不同，应根据医院实际确定监测项目及频率来确保患者安全。

13. 为什么照搬了大医院的监测方案却在检查中受到批评？

答：各医院实际工作情况不同，监测方案也不同，不能生搬硬套。比如，检查中发现有环氧乙烷的监测项目，但医院实际上并无环氧乙烷灭菌器。再如消毒供应室现场只有下排气压力蒸汽灭菌器，却在监测项目中规定每天做B-D测试。这样不明就里的照搬当然会受到批评。

14. 环境卫生学监测及消毒灭菌效果监测结果一定要有化验单吗？

答：环境卫生学监测及消毒灭菌效果监测是医疗机构内部质量控制工

作,可以是监测结果的化验单,也可以是每批次监测结果的一览表。可以根据医院的实际情况选择不同形式的结果报告。但报告单应该显示监测项目、监测时间、科室、检测人及检测结果等信息。

15. 环境卫生学监测及消毒灭菌效果监测结果的报告单需要一式几份分别保管吗?

答:环境卫生学监测及消毒灭菌效果监测结果的报告单一般交由临床科室保存,检测部门或院感染管理科可以有备案,在需要核查时能够提供即可。不一定要一式几份分别保管。

第二章　环境卫生学监测

环境卫生学监测主要包括空气净化效果监测及环境表面消毒效果监测。在感染管理起步阶段,该项监测是感染管理科的主要工作内容,按照惯例,每月都会对手术室、供应室以及各病区治疗室进行监测。近年来,随着循证医学的发展,人们对空气净化效果监测的目的及意义有了科学的认识,其感控价值主要体现在了解对于空气有净化需求的感控重点部门空气净化设备运行是否正常。而环境表面消毒效果监测常用于发生医院感染暴发考虑与环境相关时进行鉴别判断。普通科室无须常规进行空气净化效果监测及环境表面消毒效果监测。

空气净化是指降低室内空气中微生物、颗粒物等使其达到无害化的技术方法。净化方法包括通风、空气洁净技术、集中空调通风系统、紫外线灯照射、静电吸附式空气消毒、化学消毒等。请注意,空气净化并不仅有空气洁净技术这一种。

第一节　空气净化效果监测

一、监测要求

1. 感染高风险部门,如手术部(室)、产房、导管室、层流洁净病房、骨髓移植病房、器官移植病房、重症监护病房、新生儿室、母婴室、血液透析中心(室)、烧伤病房等应开展空气净化效果监测,监测频率为每季度1次。

2. 洁净手术部(室)及其他洁净场所根据洁净房间总数,合理安排每次监测的房间数量,监测频率为每季度或每月1次,须保证每个洁净房间每年至少监测一次,新建与改建验收时以及更换高效过滤器后应进行监测。

3. 静脉用药集中调配中心,空气中沉降菌至少每3个月检测1次,尘埃离子至少每年检测1次。

4. 输血科对贮血冰箱内和储血室进行空气净化效果监测,监测频率为每月1次。

5. 遇医院感染暴发怀疑与空气污染有关时随时进行监测,并进行相应致病微生物的检测。

二、环境分类

1. Ⅰ类环境

Ⅰ类环境为采用空气洁净技术的诊疗场所,分洁净手术部和其他洁净场所,如洁净病房及静脉用药调配中心等。

(1)洁净手术部

① 手术区:需要特别保护的手术台及其四边外推一定距离的区域;周边区:洁净手术室内除去手术区以外的其他区域。

② I级手术室的手术区是指手术台两侧边至少各外推0.9 m、两端至少各外推0.4 m后(包括手术台)的区域;I级眼科专用手术室手术区每边不小于1.2 m。

③ Ⅱ级手术室的手术区是指手术台两侧边至少各外推0.6 m、两端至少各外推0.4 m后(包括手术台)的区域。

④ Ⅲ级手术室的手术区是指手术台四边至少各外推0.4 m后(包括手术台)的区域。

⑤ Ⅳ级手术室不分手术区和周边区。

⑥ 洁净手术室用房的分级(表1-1)

表1-1 洁净手术室用房的分级

洁净用房等级	空气洁净度级别		参考手术
	手术区	周边区	
Ⅰ	5	6	假体植入、某些大型器官移植、手术部位感染可直接危及生命及生活质量等手术
Ⅱ	6	7	涉及深部组织及生命主要器官的大型手术
Ⅲ	7	8	其他外科手术
Ⅳ	8.5		感染和重度污染手术

(2)洁净辅助用房:洁净辅助用房是指对空气洁净度有要求的非手术室的用房。

(3)静脉用药调配中心洁净级别要求:一次更衣室、洗衣洁具间为D级(十万级);二次更衣室、调配操作间为C级(万级);生物安全柜、水平层流洁净台为A级(百级)。

2. Ⅱ类环境

Ⅱ类环境为非洁净手术部(室),产房,导管室,血液病病区、烧伤病区等保护性隔离病区,重症监护病区,新生儿室等。

3. Ⅲ类环境

Ⅲ类环境为母婴室、消毒供应中心的检查包装灭菌区和无菌物品存放区、血液透析中心(室)、其他普通住院病区等。

4. Ⅳ类环境

Ⅳ类环境为普通门(急)诊及其检查、治疗室,感染性疾病科门诊和病房。

三、采样时间

1. 采用洁净技术净化空气的房间在洁净系统自净后与从事医疗活动前采样。

2. 未采用洁净技术净化空气的房间在消毒或规定的通风换气后与从事医疗活动前采样。

3. 怀疑与医院感染暴发有关时采样。

四、监测方法

1. 洁净手术部(室)及其他洁净用房可选择平板暴露法(沉降法)或空气采样器法(浮游法),应在系统至少已运行 30 min,并确认风速、换气次数、检漏和静压差的检测无明显问题之后进行。

当送风口集中布置时,应对手术区周边区分别检测,测点数不少于 3 点,位置布点图应符合表 1 - 2 中的要求。当附近有显著障碍物时,可适当避开;当送风口分散布置时,应按全室统一布点检测,测点可均布,但不应布置在送风口正下方。手术室的布点高度为手术台面上。

表 1 - 2　手术室测点位置表(沉降法)

区域	最少测点数	布点图
Ⅰ级手术区和洁净辅助用房局部 5 级区	13 点	
Ⅰ级周边区	8 点(每边内 2 点)	
Ⅱ级手术区	4 点	
Ⅱ级周边区	6 点(长边内 2 点,短边内 1 点)	
Ⅲ级手术区	3 点(对角线布点)	
Ⅲ级周边区	6 点(长边内 2 点,短边内 1 点)	
Ⅳ级洁净手术室及分散布置送风口的洁净室	测点数=$\sqrt{\text{面积数值(以平方米为单位)}}$ 平均布点,避开送风口正下方(但最少平皿数不得少于 2)	以 9 cm^2 为例

■ 手术区　　▭ 手术床　　● 平皿

监测时做两次对照,一次用于检测培养皿,一次对操作过程做对照,两次对照结果必须为阴性,整个操作过程符合无菌操作的要求。

空气采样器法可选择六级撞击式空气采样器或其他经验证的空气采样器。检测时将采样器置于室内中央 0.8~1.5 m 高度(手术室高度 0.8~1 m,洁净病房高度 0.8~1.5 m),按采样器使用说明书操作,每次采样时间不应超过 30 min。房间面积>10 m² 者,每增加 10 m² 增设一个采样点。布点数同含尘浓度监测,见表 1-3。

表 1-3　手术室测点位置表(浮游法)

区域	最少测点数	布点图
Ⅰ级洁净手术室手术区和洁净辅助用房局部 100 级区	5 点	*0.12m*　*0.12m*
Ⅰ级周边区	8 点,每边内 2 点	
Ⅱ~Ⅲ级洁净手术室手术区	3 点(对角线布点)	*0.12m*　*0.12m*
Ⅱ~Ⅲ级周边区	6 点(长边内 2 点,短边内 1 点)	
Ⅳ级洁净手术室及分散布置送风口的洁净室	测点数$=\sqrt{\text{面积数值(以平方米为单位)}}$ 以 9 cm² 为例	

▨ 手术区　● 平皿

2. 静脉用药调配中心,在操作全部结束、操作人员离开现场后,净化系统开启至少 30 min 后开始采样。采样高度为距地面 0.8~1.5 m 位置;三点采用内中外摆放。

按采样点布置图逐个放置,从里到外打开培养基平皿盖,将平皿盖扣放平皿旁,使培养基表面暴露在空气中,培养基平皿静态暴露时间为 30 min 以上。通常每个采样点采样一次。

3. 未采用洁净技术净化空气的房间采用平板暴露法(沉降法):室内面积≤30 m²,设内、中、外对角线三点,内、外点应距墙壁垂直距离 1 m 处;室内面积>30 m²,设四角及中央五点,四角的布点位置应距墙壁垂直距离 1 m 处。

室内面积≤30 m² 布点

室内面积>30 m² 布点

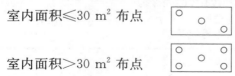

将普通营养琼脂平皿(Φ90mm)放置各采样点,采样高度为距地面0.8~1.5 m;采样时将平皿盖打开,扣放于平皿旁,暴露规定时间(Ⅱ类环境暴露15 min,Ⅲ、Ⅳ类环境暴露5 min)后盖上平皿盖及时送检。

4. 输血科储血室采用未采用洁净技术净化空气的房间采样方法布点,贮血冰箱采用中间层内、中、外对角线三点式布点,采样时间均为5 min。

5. 将送检平皿置(36±1)℃恒温箱培养48 h,计数菌落数。若怀疑与医院感染暴发有关时,进行目标微生物的检测。

五、结果计算

1. 平板暴露法按平均每皿的菌落数报告:cfu/(皿·暴露时间)。

2. 空气采样器法计算公式

$$空气中菌落总数(cfu/cm^3)=\frac{采样器各平皿菌落数之和(cfu)}{采样速率(L/min)\times采样时间(min)}\times1\,000$$

六、结果判定

1. 洁净手术部(室)和其他洁净场所,空气中的细菌菌落总数要求见表1-4、表1-5。

表1-4 洁净手术部(室)空气中的细菌菌落总数要求

洁净用房等级	沉降法(浮游法)细菌最大平均浓度		空气洁净度级别	
	手术区	周边区	手术区	周边区
Ⅰ	0.2 cfu/(30 min·Φ90 皿) (5 cfu/m³)	0.4 cfu/(30 min·Φ90 皿) (10 cfu/m³)	5级	6级
Ⅱ	0.75 cfu/(30 min·Φ90 皿) (25 cfu/m³)	1.5 cfu/(30 min·Φ90 皿) (50 cfu/m³)	6级	7级
Ⅲ	2 cfu/(30 min·Φ90 皿) (75 cfu/m³)	4 cfu/(30 min·Φ90 皿) (150 cfu/m³)	7级	8级
Ⅳ	6 cfu/(30 min·Φ90 皿)		8.5级	

注:1. 浮游法的细菌最大平均浓度采用括号内数值。细菌浓度是直接所测的结果,不是沉降法和浮游法互相换算的结果。

2. 眼科专用手术室周边区比手术区可低2级。

表1-5 其他洁净场所空气中的细菌菌落总数要求

洁净用房等级	沉降法(浮游法)细菌最大平均浓度	空气洁净度级别
Ⅰ	局部集中送风区域:0.2 cfu/(30 min·Φ90 皿), 其他区域:0.4 cfu/(30 min·Φ90 皿)	局部5级, 其他区域6级
Ⅱ	1.5 cfu/(30 min·Φ90 皿)	7级

洁净用房等级	沉降法（浮游法）细菌最大平均浓度	空气洁净度级别
Ⅲ	4 cfu/(30 min·Φ90 皿)	8 级
Ⅳ	6 cfu/(30 min·Φ90 皿)	8.5 级

2. 非洁净手术部（室）、非洁净骨髓移植病房、产房、导管室、新生儿室、器官移植病房、烧伤病房、重症监护病房、血液病病区空气中的细菌菌落总数≤4 cfu/(15 min·Φ90 平皿)。

3. 儿科病房、母婴同室、妇产科检查室、人流室、治疗室、注射室、换药室、输血科、消毒供应中心、血液透析中心（室）、急诊室、化验室、各类普通病室、感染疾病科门诊及其病房空气中的细菌菌落总数≤4 cfu/(5 min·Φ90 皿)。

4. 静脉用药调配中心沉降菌平均菌落数（静态）

洁净度级别	最少培养皿数 （Φ90mm）	沉降菌菌落数 （CFU/30min·Φ90 皿）
A（100）级	3	≤1
C（10000）级	3	≤3
D（100000）级	3	≤10

5. 贮血冰箱内和储血室空气培养，无霉菌生长或细菌菌落总数≤4 cfu/(5 min·Φ90 皿)。

七、常见问题及解答

1. 什么是空气洁净技术？与层流是一回事吗？

答：空气洁净技术是指通过不同级别的过滤网、合理的气流组织及温度湿度的有效控制，将空气中尘粒控制在一定范围内，与此同时，微生物的含量也得到控制的技术。空气洁净技术的气流组织多种多样，层流是其中一种，单向水平，即送风口设置在一面侧墙上，回风口设置在对面墙上，送风气流通过安装在侧墙上的高效过滤器后，水平置换室内被污染空气至回风口，从而达到净化室内空气的目的。垂直单向流与层流类似，只是送风口在天花板，回风口在地面。实际上只有百级洁净室是层流，大多数洁净室是乱流。

2. 洁净手术室的级别有的是百级千级，有的是 5 级 6 级，有何区别？

答：2002 年发布的洁净手术部的标准中对洁净手术室的规定如下：

百级（100）洁净度：≥0.5 μm 的粒子数在 350～3 500 粒/m³，≥5 μm 的粒子数为 0；

千级（1 000）洁净度：≥0.5 μm 的粒子数在 3 500～35 000 粒/m³，≥5 μm 的粒子数≤300 粒/m³；

万级(10 000)洁净度:≥0.5 μm 的粒子数在 35 000~350 000 粒/m³,≥5 μm 的粒子数≤3 000 粒/m³;

十万级(100 000)洁净度:≥0.5 μm 的粒子数在 350 000~3 500 000 粒/m³,≥5 μm 的粒子数≤30 000 粒/m³;

三十万级(300 000)洁净度:≥0.5 μm 的粒子数在 3 500 000~10 500 000 粒/m³,≥5 μm 的粒子数 30 000~90 000 粒/m³。

在 2013 年的标准中将 100 洁净度称为 5 级,1 000 洁净度称为 6 级,10 000 洁净度称为 7 级,100 000 洁净度称为 8 级,300 000 洁净度称为8.5 级。

3. 洁净环境空气监测中空态与静态有何区别?

答:洁净环境空气监测中空态是指洁净设备安装完毕,洁净用房内尚未放置仪器设备等,这时检测的是没有设备仪器影响下的洁净度情况。检测平皿放在地面,靠近回风口的平皿应在回风口上方,常在竣工验收时做空态监测。静态是指洁净用房内无人员(除检测人员)活动但已经有设备及仪器,检测平皿放置在 80~150 cm 高度,这时检测的是手术台面高度水平的空气洁净度。

4. 洁净用房竣工验收应进行哪些项目检测?

答:洁净用房竣工验收应由第三方进行检测并出具报告。检测项目包括 100 级或局部 100 级工作面的截面风速、细菌(沉降菌或浮游菌)浓度、洁净度级别、换气次数、静压差、温湿度、新风量、噪声、照度等。不能仅由医院检测沉降菌一个项目作为验收合格指标。

5. 百级洁净手术室布点究竟是多少个点正确? 有的专家说 13 个点,有的说 21 个点。

答:百级洁净手术室布 13 个点是做洁净度级别的检验要求,用于被测区域含尘浓度的布点要求,浮游菌监测时测点数应和被测区域的含尘浓度测点数相同(13 个点),且宜在同一位置上。在 GB 50333—2013《医院洁净手术部建筑技术规范》规定"当用沉降法测定菌浓度时,细菌浓度测点数应和被测区域含尘浓度测点数相同,同时应满足表 13.3.18‑2 规定的最少培养皿数的要求",即手术区布 13 个点,周边区布 8 个点,以布 21 个点符合要求。

6. 关于使用的平皿数,有的说每个点布 1 块平皿,有的说每个点布 2 块平皿,究竟该如何布点? 另外,有设空白对照的说法,到底该如何做?

答:按照规范要求布点,每个点布 1 个平皿即可。设立空白对照主要是监测整个过程(包括运送、采样、培养)中是否存在环境因素和人为因素造成的污染。在开展批量的空气检测时,用 1 个平皿打开后立即盖上,与其他平皿一同培养,整个操作应符合无菌操作的要求,该空白对照的平皿应该无菌生长;如果有菌生长,要考虑平皿已经污染,其他检测平皿的阳性结果需要谨慎对待。另外,对于自己配置平皿的还应每批次进行无菌试验和生长试验。

7. 关于洁净室的布点高度有的规范要求为地面,有的要求是 80～150 cm,应该如何理解?

答:洁净室的布点应结合实际工作,了解实际工作中需要洁净空气的位置在哪里。以手术室为例,手术台面上方的空气洁净度最为重要,我们在手术室就应将沉降菌的布点高度放在手术台面,百级布点可以都放在手术床上,而不是高度接近 1.5 m 处或者地面。洁净病房里病人的活动度在整个房间,直立时或躺在病床上时呼吸的高度是我们关注的重点,所以,1.0～1.5 m 高度比较合适。

8. 手术室设计时定义为百级层流(现称为 5 级),但实际检测中沉降菌总是超标,但能够达到万级(现称为 7 级)要求,多次整改也无效,手术室一直处于停用状态,是否可以就作为万级洁净手术室使用?

答:可以。手术室设计为层流(洁净技术),是从为患者提供一个洁净的空间来确保手术野的安全来考虑的。经过几十年的实践,有循证医学研究显示,采用洁净与非洁净手术室的患者感染率并无明显差距,甚至有的研究表明在洁净手术室的手术感染率还高于非洁净手术室的。同时,我们知道影响手术部位感染的因素中患者自身因素占 50%,而由空气造成的感染仅占 5%,是在空气中带菌量明显增加的情况下造成的切口感染。万级洁净的沉降菌标准为 2 cfu/(30 min·Φ90 皿),完全可以开展手术。当然,对于百级层流沉降菌超标的情况,还是应该请施工方查找原因,尽可能达到设计要求。

9. 使用中洁净用房需要多久检测一次,检测包括哪些项目?

答:使用中洁净用房一年至少检测一次,应由有资质的第三方单位进行检测并出具报告。检测项目包括 100 级或局部 100 级的工作面的截面风速、细菌(沉降菌或浮游菌)浓度、洁净度级别、换气次数、静压差、温湿度、新风量、噪声、照度等。不能仅由医院检测沉降菌一个项目作为检测合格指标。

10. 静脉用药调配中心的监测要求较多,如何把握质量?

答:静脉用药调配中心的空气监测意义在于了解洁净技术运行是否正常,同时,作为细胞毒性药物配置的生物安全柜也是监测重点。后者重要的是气流流向及风速。这需要使用专业检测工具来完成,建议请专业检测中心检测。另外,水平层流台的监测平皿摆放应朝向送风口且倾斜 45 度。

11. 在《静脉用药集中调配质量管理规范》中有百级生物安全柜的说法,需要采用百级层流的检测方法放置平皿监测沉降菌吗?

答:作为水平层流台有百级之说,而生物安全柜没有净化级别的划分,是按照作用及性能来区分,强调的是气流流向及洁净度。生物安全柜的分类和选择如表 1-6,表 1-7。

表 1-6　各级生物安全柜性能比较

生物安全柜	正面气流速度(m/s)	气流百分数		排风系统
		重新循环部分	排出部分	
Ⅰ级		0	100	硬管
Ⅱ级 A1 型	≥0.40	70	30	排到房间或套管连接处
Ⅱ级 A2 型	≥0.50	70	30	外排式,排到房间或套管连接处
Ⅱ级 B1 型	≥0.50	30	70	硬管
Ⅱ级 B2 型	≥0.50	0	100	全外排式,硬管连接
Ⅲ级	NA	0	100	全外排式,硬管连接

表 1-7　不同保护类型及生物安全柜的选择

生物安全柜	保护类型	保护对象
Ⅰ级	第二、三和四类病原微生物;挥发放射性核素/化学品	操作者/环境
Ⅱ级 A1 型	第二、三和四类病原微生物	操作者/环境/样品
外排风型Ⅱ级 A2 型	第二、三和四类病原微生物;痕量挥发放射性核素/化学品	操作者/环境/样品
Ⅱ级 B1 型	第二、三和四类病原微生物;少量挥发放射性核素/化学品	操作者/环境/样品
Ⅱ级 B2 型	第二、三和四类病原微生物;挥发放射性核素/化学品	操作者/环境/样品
Ⅲ级	第一、二、三和四类病原微生物;挥发放射性核素/化学品	操作者/环境/样品

　　需要提醒的是,生物安全柜沉降菌检测超标,生物安全柜的安全性存在问题,沉降菌检测合格的也不能掉以轻心,并不能证明气流流向及洁净度合格,检测意义不大。因此,不推荐采用对生物安全柜进行沉降菌检测来作为检定合格的标准。当然,医院作为自我监督手段督促日常维护也是可以的。

　　12. 使用中的生物安全柜在什么情况下需要进行校准? 检定包括哪些内容?

　　答:使用中的生物安全柜应由有资质的第三方单位进行校准,在下列情况下需要进行校准:① 正常使用的生物安全柜应每年校准一次,使用频率高或从事生物危害程度高的检测工作的生物安全柜应半年校准一次;② 在实验室内移动或变更生物安全柜安装位置;③ 在同一实验室内增设了 B2 型生物安全柜,且每台生物安全柜都需要使用;④ 在更换高效空气过滤网后;⑤ 在维修之后;⑥ 实验结果异常。

　　生物安全柜检定的内容至少应包括垂直气流平均风速、工作窗口气流流向、工作窗口气流流向平均风速、工作区洁净度、噪声、照度和高效空气过滤器泄漏检测。

13. 由生物安全柜的生产厂家进行安全检测可以吗？

答：不建议由生物安全柜的生产厂家进行安全检测，这与运动员及裁判员由同一人担任是一样的道理。建议由有检测资质的第三方单位进行安全检测。

14. 做空气监测必须穿无菌隔离衣吗？

答：一般说来，监测时所穿服装以不影响监测结果为宜。在采用洁净技术的环境下，应该按照要求更换服装，如洗手衣、防护服或无菌隔离衣，最好是产棉尘少的。非洁净技术环境下，清洁工作服也可以。

15. 以前所有的治疗室都做空气培养，现在不做了，会不会造成感染增加？

答：治疗室的空气培养是在空气消毒后、开展治疗活动前，这个时间段测的是空气消毒效果，而随着门窗的打开及人员的走动，空气流动了，这个监测结果与你在诊疗活动的空气关系不大。不做空气培养不会影响感染率。

16. 如治疗室无窗，仅有机械通风，需要监测空气吗？应该采用什么方法消毒？

答：治疗室作为三类环境，没有要求进行空气监测。有门无窗情况下，自然通风不良。但有机械通风就可以做到空气流动，无须常规消毒。必要时，可以考虑采用循环风紫外线消毒机等动态空气消毒设施对空气消毒。

17.《医院空气净化管理规范》中有普通病房的菌落数要求，为什么不需要开展常规监测呢？

答：规范中的数据是供大家监测时参考的，而不是有标准数据就都需要监测。空气是流动的，目前监测是在无人从事医疗活动的情况下采集，这个监测数据是静态情况的数据，与实际有人的情况是不一致的，监测意义不大。

18. 输血科冰箱空气监测只有要求，没有方法，这样的监测意义何在？

答：在现有的各项规范中没有介绍冰箱的空气监测方法，我们对冰箱各层空气进行不同时间的监测，发现中间层最先有菌落，菌落数也最多，考虑系靠近冰箱的风扇的缘故，同时，跟冰箱门打开次数等操作有关。所以，我们建议大家对于冰箱的空气监测平皿应放在冰箱的中间层。冰箱的空气监测主要是了解冰箱存放环境的安全性，特别是有无霉菌生长。

19. 检验科的生物安全柜需要做空气培养吗？

答：检验科的生物安全柜没有规定进行空气培养，但要求每年进行检定，使用频繁的应半年做一次生物安全检定，检定项目包括垂直气流平均风速、工作窗气流流向及平均风速、工作区洁净度（尘埃粒子数）、噪声、照度、高效过滤器泄漏检测。同时,在每个检定期间还要有至少一次的核查,核查包括垂直气流平均风速、工作窗气流流向及洁净度,目的主要是了解生物安全柜的安全性。核查应由有资质的专业人员进行检定。

20. 空气监测不合格,需要立即再次监测直至合格吗? 在我们的监测记录里必须是百分之百合格吗?

答:对于空气监测不合格的现象应首先查找原因,在不合格原因去除后再次监测,可以是当月也可以是下月重复。监测只是让我们去发现问题,消除隐患。应将不合格的监测结果汇总分析,而不是只记录合格结果。

八、参考资料

GB 15982—2012 医院消毒卫生标准

GB 50333—2013 医院洁净手术部建筑技术规范

GB 50333—2002 医院洁净手术部建筑技术规范

WS/T 367—2012 医疗机构消毒技术规范

国卫办医发〔2017〕34 号 血液安全技术核查指南

国卫办医函〔2021〕598 号静脉用药调配中心建设与管理指南(试行)

国务院令(第 424 号)病原微生物实验室生物安全管理条例

苏卫科教〔2007〕3 号 江苏省病原微生物实验室生物安全管理规定(试行)

中华人民共和国出入境检验检疫行业标准

SN/T 3901—2014 生物安全柜使用和管理规范

第二节　环境表面清洁与消毒效果监测

一、目测法

采用格式化的现场检查表格,培训考核人员,统一考核评判方法与标准,以目测检查环境是否干净、干燥、无尘、无污垢、无碎屑、无异味等。

二、化学法

1. 荧光标记法

将荧光标记在邻近患者诊疗区域内高频接触的环境表面。在环境清洁服务人员实施清洁工作前预先标记,清洁后借助紫外线灯检查荧光标记是否被有效清除,计算有效的荧光标记清除率,考核环境清洁工作质量。

2. 荧光粉迹法

将荧光粉撒在邻近患者诊疗区域内高频接触的环境表面。在环境清洁服务人员实施清洁工作前预先标记,清洁后借助紫外线灯检查荧光标记是否被扩散,统计荧光粉扩散的处数,考核环境清洁工作"清洁单元"的依从性。

3. ATP 法

按照 ATP 监测产品的使用说明书执行。记录监测表面的相对光单位值（RLU），考核环境表面清洁工作质量。

三、微生物法

1. 监测要求

无须进行常规环境表面消毒效果监测，怀疑与医院感染暴发有关时进行目标微生物的检测。

2. 采样时间

在消毒处理后或怀疑与医院感染暴发有关时进行采样。

3. 采样方法

用 5 cm×5 cm 灭菌规格板放在被检物体表面，用浸有无菌 0.03 mol/L 磷酸盐缓冲液（PBS）或生理盐水采样液的棉拭子 1 支，在规格板内横竖往返各涂抹 5 次，并随之转动棉拭子，连续采样 1～4 个规格板面积，被采表面＜100 cm²，取全部表面；被采面积≥100 cm²，取 100 cm²。剪去手接触部分，将棉拭子放入装有 10 ml 无菌检验用洗脱液的试管中送检。

门把手等小型物体则采用棉拭子直接涂抹物体表面采样。采样物体表面有消毒剂残留时，采样液应含相应中和剂。

4. 检测方法

充分振荡采样管后，用无菌吸管吸取 1.0 ml 待检样品接种于灭菌平皿，每一样本接种 2 个平行平皿，每皿倾注 40～45℃的熔化营养琼脂培养基 15～20 ml，(36±1)℃恒温箱培养 48 h，计数菌落数。怀疑与医院感染暴发有关时，进行目标微生物的检测。

5. 结果计算

（1）规则物体表面

$$环境表面菌落总数(cfu/cm^2) = \frac{平均每皿菌落数 \times 稀释倍数}{采样面积(cm^2)}$$

（2）小型物体表面的结果计算，用 cfu/件表示。

6. 结果判定

（1）洁净手术部、其他洁净场所、非洁净手术部（室）、非洁净骨髓移植病房、产房、导管室、新生儿室、器官移植病房、烧伤病房、重症监护病房、血液病病区等，环境表面菌落总数≤5 cfu/cm²。

（2）儿科病房、母婴室、妇产科检查室、人流室、治疗室、注射室、换药室、输血科、消毒供应中心、血液透析中心（室）、急诊室、化验室、各类普通病室、感染疾病科门诊及其病房等，环境表面菌落总数≤10 cfu/cm²。

四、常见问题及解答

1. 环境表面监测采样时应选取哪些区域?

答:环境表面监测采样时,应选取高频接触表面,即患者和医务人员手频繁接触的环境表面,如床栏、床边桌、呼叫按钮、监护仪控制面板、微泵、床帘、门把手、扶手、计算机等。

2. 高频的接触表面清洗与消毒的原则是什么?

答:高频接触表面清洗与消毒的原则是:① 应遵循先清洁再消毒的原则,采取湿式卫生的清洁方式;② 无明显污染时可采用消毒湿巾进行清洁与消毒;③ 对高频接触、易污染、难清洁与消毒的表面,可采取屏障保护措施,用于屏障保护的覆盖物(如塑料 薄膜、铝箔等)实行一用一更换;④ 宜使用微细纤维材料的擦拭布巾和地巾;⑤ 对精密仪器设备表面进行清洁与消毒时,应参考仪器设备说明书,关注清洁剂与消毒剂的兼容性,选择合适的清洁与消毒产品;⑥ 不应将使用后或污染的擦拭布巾或地巾重复浸泡至清洁用水、使用中清洁剂和消毒剂内。

3. 医疗机构环境表面清洁时有顺序要求吗?

答:有。根据《医疗机构环境表面清洁与消毒管理规范》(WS/T 512—2016)规定:① 清洁病房或诊疗区域时,应有序进行,由上到下,由里到外,由轻度污染到重度污染。对易受污染的环境表面,按"由洁到污"的顺序进行清洁消毒工作。先擦拭接触相对较少的环境表面,比如输液架、电视机等,再擦拭经常接触的环境表面,比如床头、床尾、床栏、床头柜等,最后清洗消毒水龙头手柄、水池、地面等。拖地时,按照"后退式"方式进行。② 有多名患者共同居住的病房,应遵循清洁单元化操作。清洁单元是将邻近患者区域内的所有环境物体表面视为一个独立的区域,一个清洁单元结束后,再进行下一个清洁单元的清洁工作。

4. 环境表面清洁中,目测法的适用范围是什么?

答:目测法可以直观反映环境清洁的整体状况,包括建筑物内部表面、医疗器械及床单元是否清洁干净,有无尘垢的残留。方法简单,无经济成本,可随时进行,适用于日常清洁。如遇可见污染应及时清洁与消毒处理。但目测法无法判断环境表面微生物的清除及残留状况。

5. 三种化学法对于评价环境表面清洁效果有什么差别?

答:荧光标记法是指预先进行多点荧光标记,清洁后查找标记点清除情况,标记点是否被清除反映保洁过程中标记点是否被擦拭到,用于评价保洁人员清洁消毒的执行情况,判断是否进行了清洁、清洁是否全面等。单位时间内的检测可以判断是否达到清洁的频次。方法简单,结果直观,可现场反馈。

与荧光标记法不同,荧光粉迹法是检查荧光粉剂的扩散,考核的是保洁人员在清洁单元时执行 SOP 的依从性,用来判断清洁不同患者之间和洁污区域之间是否更换布巾,清洁顺序是否遵从由上而下,由轻度污染到重度污染等。如标记到污染区的荧光粉剂,在清洁区有检出,说明清洁未按由清洁到污染的清洁顺序;如在未标记床单元有检出,说明床单元间未更换布巾。

ATP 法测定的是所有有机物含量,检测所得的相对光单位值(RLU)使得清洁效果得到了量化,方法简便、客观、快速,现场一分钟内即可快速读取结果。其灵敏度高,价格也偏高,适用于洁净度相对高的清洁物体的检测,如医疗器械清洗质量的检测。

三种化学方法各有其适用范围及优缺点,但都无法判断环境表面微生物的清除及残留状况。

6. 如何选择环境清洁的检测方法?

答:日常清洁采用目测法,根据需要选择化学法对清洁的过程及效果进行评价。怀疑与医院感染暴发相关或环境表面微生物的清除及残留量的测定选用微生物法,必要时同时进行目标致病菌的检测。

7. 环境表面检测时还有哪些注意事项?

答:重复使用的规格板,采样前应进行灭菌处理,摆放时,手不可以触碰规格板检测区域内侧。多个环境表面取样时,上一表面检测后或下一表面监测前,检测人员均应做好手卫生。

8. 采样前,拭子一定要预湿吗?

答:采样拭子必须充分预湿后才能采样,充分预湿的采样拭子可以获得更高的细菌检出率和检出量,严禁使用干棉签采样。

9. 环境表面的检测一定要选在清洁消毒之后采样吗?

答:不一定! 要根据检测目的而定。作为常规环境清洁度监测,在清洁消毒之后采样,是通过菌落数这一指标来评价环境表面清洁消毒的效果。而对于怀疑与医院感染暴发相关原因查找和目标性细菌的检测来说,目的很明确,就是为了检出目标细菌,清洁和消毒会减少目标菌的数量,因此采样时间应该选择清洁和消毒之前,从而有助于检出目标细菌和发现问题。

10. 当环境表面大于 $100\ cm^2$,采样面积只能是 $100\ cm^2$ 吗?

答:对于常规监测而言,$100\ cm^2$ 可以满足环境表面清洁消毒效果的评价,当环境表面大于 $100\ cm^2$ 时,采样面积取 $100\ cm^2$。但作为原因查找的目标细菌检测时,可根据实际情况扩大采样面积,必要时可以进行增菌培养或选用选择性培养基,甚至是预处理,提高目标细菌的捕获率和检出率。

11. 环境表面微生物培养方法只能选择倾注法吗?

答:不一定! 根据监测目的采取不同的方法。倾注法进行微生物培养时,菌落是长在营养琼脂中,很难从中得到细菌进行进一步的鉴定。因此,在需要对细菌进行进一步的鉴定时,应选择涂布法。如果目标菌量太少,为了提高检出率,也可以采用离心弃取上清液的方法对标本进行浓缩后涂布或接种于相应培养皿中。

12. 微生物培养可以选用普通营养琼脂以外的培养基吗?

答:可以! 根据检测目的及目标微生物的种类和特点,可以选择更有利于目标微生物检出和分离鉴定的培养基或者选择性培养基。

13. 母婴室、早产儿室、婴儿室、新生儿及儿科病房的物体表面和医务人员手要常规进行致病性微生物的监测吗?

答:《医院消毒卫生标准》(GB 15982—2012)对 1995 年版中关于物体表面和医务人员手的卫生标准进行了修改,不再要求常规进行母婴同室、早产儿室、婴儿室、新生儿及儿科病房的物体表面和医务人员手致病性微生物的监测。当怀疑医院感染暴发或疑似暴发与其相关时,应进行目标微生物检测。

14. 使用中的新生儿床和暖箱内表面日常清洁可以使用消毒剂进行擦拭吗?

答:不建议日常清洁中使用消毒剂擦拭。根据《医疗机构环境表面清洁与消毒管理规范》(WS/T 512—2016)规定:使用中的新生儿床和暖箱内表面,日常清洁应以清水为主,不应使用任何消毒剂进行擦拭。消毒剂应在新生儿出院或者更换暖箱后使用,进行环境表面微生物监测时,使用含相应中和剂的采样液。

15. 听诊器、血压计袖带需要监测及消毒吗?

答:听诊器、血压计袖带不需要常规监测,但清洁消毒还是需要的。《医疗机构消毒技术规范》(WS/T 367—2012)和《病区医院感染管理规范》(WS/T 510—2016)中均要求:听诊器、血压计袖带等应保持清洁,遇污染应及时先清洁,后采用中、低效的消毒剂消毒。因此,普通患者使用的听诊器、血压计袖带在使用中应保持清洁,被血液、体液等污染时应用流动水冲净擦干,再针对所污染的微生物种类选择有效的消毒方法。多重耐药菌患者使用的听诊器、血压计应专人专用,并及时清洗消毒。

16. 医用铅衣需要常规监测吗? 如何清洁消毒?

答:医用铅衣不需要常规监测,除非发生了医院感染暴发考虑与其相关。《防护服装 X 射线防护服》(GB 16757—2016)中对铅衣内外面材料的要求为内外覆盖材料应是不含铅及其他有害物质的织物,便于清洗和消毒;对储存要求为避免日晒、雨淋,严禁与酸、碱、油、有机溶剂等腐蚀性及溶解性物质相接触。因此,铅衣的清洁消毒严禁浸泡方式,避免水和消毒剂接触到内部的防辐射材料。铅衣内外表面日常可用清水擦拭,保持清洁,有污渍或被血液、体液污染时可用软布蘸取清洁剂擦拭干净,再用消毒剂擦拭消毒。

17. 检验科的生物安全柜是否需要定期进行物体表面微生物学检测？

答：不需要常规定期进行物体表面微生物学检测。《生物安全柜使用和管理规范》(SN/T 3901—2014)和《Ⅱ级生物安全柜》(YY 0569—2011)里没有规定对生物安全柜进行物体表面微生物学检测，但要求定期检定一次，检定项目包括垂直气流平均风速、工作窗气流流向及平均风速、工作区洁净度（尘埃粒子数）、噪声、照度、高效过滤器泄漏检测。同时，在每个检定期间还要有至少一次的核查，核查包括垂直气流平均风速、工作窗气流流向及洁净度。生物安全柜的工作原理是将柜内的气溶胶污染降到最低，因此难以利用《医院消毒卫生标准》中的卫生标准评价生物安全柜的污染情况。

18. 日常保洁工作需要常规监测吗？清洁的方式是什么？清洁的频次是几次？

答：日常保洁工作不需要常规监测。清洁的方式和频率取决于环境、污染程度和患者人群的易感性，不同风险区域应实施不同等级的环境清洁与消毒管理，具体要求如表1-8。

表1-8 不同等级的风险区域的日常清洁与消毒管理

风险等级	环境清洁等级分类	方式	频率（次/日）	标准
低度风险区域	清洁级	湿式卫生	1~2	要求达到区域内环境干净、干燥、无尘、无污垢、无碎屑、无异味等
中度风险区域	卫生级	湿式卫生，可采用清洁剂辅助清洁	2	要求达到区域内环境表面菌落总数≤10 cfu/cm^2，或自然菌减少1个对数值以上
高度风险区域	消毒级	湿式卫生，可采用清洁剂辅助清洁	≥2	要求达到区域内环境表面菌落总数符合《医院消毒卫生标准》(GB 15982—2012)要求
		高频接触的环境表面，实施中、低水平消毒	≥2	

注：1. 低度风险区域：基本没有患者或患者只作短暂停留的区域。如行政管理部门、图书馆、会议室、病案室等。

2. 中度风险区域：有普通患者居住，患者体液、血液、排泄物、分泌物对环境表面存在潜在污染可能性的区域。如普通住院病房、门诊科室、功能检查室等。

3. 高度风险区域：有感染或定植患者居住的区域以及对高度易感患者采取保护性隔离措施的区域，如感染性疾病科、手术室、产房、重症监护病区、移植病房、烧伤病房、早产儿室等。

4. 各类风险区域的环境表面一旦发生患者体液、血液、排泄物、分泌物等污染时应立即实施污点清洁与消毒。

5. 凡开展侵入性操作、吸痰等高度危险诊疗活动结束后，应立即实施环境清洁与消毒。

6. 在明确病原体污染时，可参考《医疗机构消毒技术规范》(WS/T 367—2012)提供的方法进行消毒。

19. 擦拭布巾或地巾需要监测吗？在使用过程中是否可以重复浸泡在清洁用水、使用中清洁剂和消毒剂内？

答：擦拭布巾或地巾不需要监测。不建议在使用过程中重复浸泡在清洁用水、使用中清洁剂和消毒剂内。根据《医疗机构环境表面清洁与消毒管理规范》(WS/T 512—2016)规定：不应将使用后或污染的擦拭布巾或地巾重复浸泡在清洁用水、使用中清洁剂和消毒剂内。日常保洁时建议的做法：清洁工具应满足保洁工作的实际需要，准备足量的清洁布巾和地巾，放入清洁容器中并倒入清水、清洁剂或消毒剂，使用后放入污物桶内，直至清洁结束，将污物桶内所有污染的布巾或地巾集中清洗消毒。

20. 病房里摆放的干花、鲜花或盆景植物需要监测吗？

答：普通病房内建议不放或少摆放干花、鲜花或盆景植物，更谈不上监测了。重症监护病房严禁在室内摆放干花、鲜花或盆景植物。保护性隔离病房严禁在室内摆放干花、鲜花或盆景植物。这在《重症监护病房医院感染预防与控制规范》(WS/T 509—2016)中已经有明确的规定。干花、鲜花或盆景植物常常被各种细菌污染，已经明确花瓶中的水频繁被革兰阴性菌污染；鲜花、盆景植物可能含有曲霉孢子，能释放到空气中。CDC 指南建议，不允许干花、鲜花或盆景植物出现在免疫功能低下患者的病房内。鲜花中的花粉还可能使患者出现过敏；即使收到鲜花的患者未过敏或感染细菌，但花粉可能会黏附在医务人员的衣服上，带入其他病房。

五、参考资料

GB 15982—2012 医院消毒卫生标准

WS/T 367—2012 医疗机构消毒技术规范

WS/T 512—2016 医疗机构环境表面清洁与消毒管理规范

第三章　器械及物品清洗与消毒灭菌效果监测

消毒是医院预防和控制医院感染的重要手段,做好医院消毒与灭菌工作是医院感染防控的重要环节。医院存在大量可复用物品、器械以及植入物,按照要求应由消毒供应中心集中管理,并且清洗消毒灭菌质量控制也应集中管理。为保证医疗环境安全和医疗质量,需正确执行器械及物品清洗与消毒效果监测。以往消毒灭菌效果监测会得到应有的重视,但清洗质量常被忽略。我们需要提醒大家的是,清洗是消毒灭菌合格的基础,是非常关键的一个方面。清洗质量监测是感染控制不可或缺的环节。

第一节　清洗质量及效果监测

一、监测要求
对诊疗器械、器具和物品清洗质量应进行日常监测和定期抽查。使用清洗消毒器的亦应进行清洗质量监测。

二、监测方法
1. 诊疗器械、器具和物品清洗质量的日常监测包括对清洗消毒后的物品器械在检查包装时行目测和(或)借助带光源放大镜检查,器械表面及其关节、齿牙应光洁,无血渍、污渍、水垢等残留物质和锈斑。定期抽查包括每月应随机抽查≥3个待灭菌包内全部物品的清洗效果,检查的方法与内容同日常监测,定期抽查需记录存档。

2. 清洗消毒器及其质量的日常监测包括每批次监测清洗消毒器的物理参数及运转情况,并记录。定期监测可采用清洗效果测试指示物对清洗消毒器的清洗效果进行监测,每年一次。当清洗物品或清洗程序发生改变时,也可采用清洗效果测试指示物进行清洗效果的监测。

3. 清洗效果测试物的监测方法应遵循生产厂家的使用说明和指导手册。监测结果不符合要求,清洗消毒器应停止使用。

4. 清洗消毒器新安装、更新、大修、更换清洗剂、改变消毒参数或装载方法等时,应遵循生产厂家的使用说明或指导手册进行检测,清洗消毒效果检测合格后,清洗消毒器方可使用。

三、清洗效果监测方法及评价标准

可定期采用蛋白残留测定、ATP 生物荧光测定等方法对诊疗器械、器具和物品的清洗效果进行评价。清洗消毒器可以采用清洗效果测试指示物进行清洗效果评价。清洗效果测试指示物应符合有关标准的要求,依照检测产品生产厂家使用说明书或相关规定使用。

四、常见问题及解答

1. 清洗质量日常监测与定期监测有何不同?

答:日常监测和定期监测的方法是相同的,都是通过目测和(或)借助带光源放大镜检查器械表面及其关节、齿牙的光洁度,有无血渍、污渍、水垢等残留物质和锈斑。日常监测是对所有器械及用品都应检查其清洗质量及功能完好性,但无须记录检查结果。定期监测指每月随机抽查 3～5 个待灭菌包内全部物品的清洗效果,结果需记录存档。

2. 怎样执行清洗效果测试指示物的检测?

答:每年可采用清洗效果测试指示物对清洗消毒器的清洗效果进行监测,监测方法应遵循生产厂家的使用说明和指导手册。监测结果不符合要求时,清洗消毒器应停止使用并查找原因。清洗效果测试指示物应符合有关标准的要求。

3. 清洗消毒器的清洗质量监测必须采用清洗效果测试指示物吗?

答:并非必须采用。对于有条件的可以采用清洗效果测试指示物监测清洗器清洗效果,没有条件的可以通过目测方法监测清洗质量,也可以采用蛋白残留测定、ATP 生物荧光测定等方法监测清洗与清洁的效果。

4. 为什么强调"清洗消毒器新安装、更新、大修、更换清洗剂、改变消毒参数或装载方法等时,应遵循生产厂家的使用说明或指导手册进行检测,清洗消毒效果检测合格后,清洗消毒器方可使用"?

答:因为上述的每个改变都直接影响清洗效果,以更换清洗剂为例,不同的清洗剂适用的温度、稀释配比不同,冲洗时间也会不同。所以,只要是影响清洗过程的,都应进行清洗消毒质量检测,合格后方可使用。

5. 清洗消毒器哪些大修操作后需要进行清洗效果检测?

答:清洗消毒器超出该设备常规维护保养范围,显著影响该设备性能的维修操作。如更换水泵、清洗剂供给系统、加热系统、控制系统等。

6. 为什么 ATP 生物荧光测定可以作为清洗效果评价?

答:由于所有生物活细胞中含有恒量的 ATP,所以 ATP 含量可以清晰地表明样品中微生物与其他生物残余的多少。ATP 荧光检测仪通过生物荧光反应,利用"荧光素酶—荧光素体系"快速检测三磷酸腺苷(ATP)来发现物品器械表面有机物的残留,判断物品器械的洁净度,所以可以作为清洗效果的评价方法。

7. 使用多酶清洗液的浓度需要监测吗？浓度越高越好吗？

答：多酶清洗液的浓度没有明文规定需要监测。使用时多酶清洗液浓度并非越高越好。多酶清洗液浓度过高难以漂洗干净，会在器械上残留，使用这类器械就会造成患者不良反应，如发热等，且对器械有一定的损伤，因此使用含酶清洗剂应遵循产品使用说明，包括适当稀释酶洗涤剂以及遵照标签上规定的酶清洗剂接触时间（即酶洗时间）。

8. 超声清洗器每天第一锅为什么要除气？

答：超声波清洗主要是利用"空化效应"清洗器械。空化作用即是超声波以每秒两万次以上的压缩力和减压力交互性的高频变换方式向液体进行透射。在减压力作用时，液体中产生真空泡，而在压缩力作用时，真空泡受压力压碎时产生强大的冲击力，由此剥离被冲洗物体表面的污垢，从而达到清洗干净的目的。除气过程是指去除清洗介质中溶解的空气的过程。在超声波清洗过程中，肉眼能看见的泡并不是真空泡，而是空气气泡，这些残存在液体里的气泡会导致超声波传播损失，降低冲击波强度，削弱清洗作用，只有当液体中的空气被完全脱走，空化作用的真空泡破裂的时候，其爆破的能量才能将器械表面的污染物"击碎"，从而达到超声清洗的效果。除气过程应注意在清洗剂或酶清洗剂等清洗溶液加入清洗水槽后进行，以免在添加清洗溶液时再次引入空气气泡。因此，超声清洗器在使用前应进行除气，排除清洗介质的空泡，以提高清洗效率。

9. 超声清洗器的使用注意事项有哪些？

答：① 超声清洗可作为手工清洗或机械清洗的预清洗手段；② 清洗时应盖好超声清洗机盖子，防止产生气溶胶；③ 应根据器械的不同材质选择相匹配的超声频率；④ 清洗时间不宜超过 10 min。

10. 清洗消毒器每日设备运行前检查哪些内容？

答：① 应确认水、电、蒸汽、压缩空气达到设备工作条件，医用清洗剂的储量充足。② 舱门开启应达到设定位置，密封圈完整；清洗的旋转臂转动灵活；喷淋孔无堵塞；清洗架进出轨道无阻碍。③ 应检查设备清洁状况，包括设备的内舱壁、排水网筛、排水槽、清洗架和清洗旋转臂等。

11. 清洗消毒器的清洗物品装载有什么要求？

答：① 清洗物品应充分接触水流；器械轴节应充分打开；可拆卸的部分应拆卸后清洗；容器应开口朝下或倾斜摆放；根据器械类型使用专用清洗架和配件。② 精密器械和锐利器械的装载应使用固定保护装置。③ 每次装载结束应检查清洗旋转臂，其转动情况不应受到器械、器具和物品的阻碍。

12. 清洗消毒器的使用注意事项有哪些?

答:① 冲洗、洗涤、漂洗时应使用软水。冲洗阶段水温应＜45℃。② 终末漂洗、消毒用水电导率应≤15 μS/cm(25℃)。③ 终末漂洗程序中宜对需要润滑的器械使用医用润滑剂。④ 应根据清洗需要选择适宜的医用清洗剂,定期检查清洗剂用量是否准确。⑤ 每日清洗结束时,应清理舱内杂物,并做清洁处理。应定期做好清洗消毒器的保养。

五、参考资料

GB 15982—2012 医院消毒卫生标准

WS/T 367—2012 医疗机构消毒技术规范

WS/T 310.2—2016 医院消毒供应中心

　　第2部分:清洗消毒及灭菌技术操作规范

WS/T 310.3—2016 医院消毒供应中心

　　第3部分:清洗消毒及灭菌效果监测标准

第二节　消毒质量及效果监测

一、监测要求

对不同类型的消毒方法进行消毒质量监测。

二、消毒方法分类及监测方法

1. 湿热消毒

(1) 应监测并记录每次消毒的温度与时间或 A_0 值。消毒后直接使用的诊疗器械、器具和物品,湿热消毒温度应≥90℃,时间≥5 min,或 A_0 值≥3 000;消毒后继续灭菌处理的,其湿热消毒温度应≥90℃,时间≥1 min,或 A_0 值≥600。湿热消毒的温度与时间见表3-1。

表3-1　湿热消毒的温度与时间

湿热消毒方法	温度/℃	最短消毒时间/min
消毒后直接使用	93	2.5
	90	5
消毒后继续灭菌处理	90	1
	80	10
	75	30
	70	100

（2）应每批次监测清洗消毒器的温度、时间等主要性能参数,每年对清洗消毒器采用清洗效果测试物进行清洗效果监测。

2. 化学消毒

应根据消毒剂的种类特点,定期监测使用中消毒剂的浓度、消毒时间和消毒时的温度,并记录,结果应符合该消毒剂的规定。

三、消毒效果监测方法及评价

1. 采样方法

（1）微小器具、物品整件放入无菌试管内,用定量洗脱液浸没器具、物品,吸样前应震荡 30 s 以上。

（2）采用破坏性采样方法,在百级超净工作台称取 1～10 g 样品,放入装有 10 ml 采样液的试管内进行洗脱,样品应浸没在采样液中。

（3）不能用上述采样方法采样的医疗器材,参照第二章第二节环境表面的消毒效果监测采样方法。

2. 检测方法

将采样管在混匀器上振荡 30 s 以上,用无菌吸管吸取 1.0 ml 待检样品接种于灭菌平皿,每一样本接种 2 个平皿,平皿内加入已熔化的 45～48℃的营养琼脂 15～18 ml,边倾注边摇匀,待琼脂凝固,置（36±1）℃温箱培养 48 h,计数菌落数。必要时进行致病性微生物的检测。

四、评价方法与标准

1. 评价方法

微小型器具、物品监测评价按每件计数:cfu/件。

破坏性采样物品监测按重量单位计数:cfu/g。

物体表面采样的医疗器材监测按面积单位计数:cfu/100 cm^2。

$$菌落总数（cfu/g\ 或\ cfu/100\ cm^2）=\frac{平均每皿菌落数×稀释倍数}{克数（g）或采样面积（100\ cm^2）}$$

2. 卫生学评价标准

中度危险性医疗器材的菌落总数应≤20 cfu/件（cfu/g 或 cfu/100 cm^2）,不得检出致病性微生物。

低度危险性医疗器材的菌落总数应≤200 cfu/件（cfu/g 或 cfu/100 cm^2）,不得检出致病性微生物。

五、注意事项

清洗消毒器采用清洗效果测试物进行清洗效果监测,结果应符合生产厂家的使用说明或指导手册的要求。

六、常见问题及解答

1. 清洗消毒灭菌的质量监测应遵循哪些要求?

答:应有专人负责每月对医用清洗剂、消毒剂、清洗用水、医用润滑剂、包装材料等进行质量检查,检查结果应符合 WS 310.1 的要求;检查监测材料卫生安全评价报告及有效期等,结果应符合要求;自制测试标准包应符合《医疗机构消毒技术规范》(WS/T 367—2012)的有关要求;应遵循设备生产厂家的使用说明或指导手册对清洗消毒器、封口机、灭菌器定期进行预防性维护与保养、日常清洁和检查并按规范要求对设备进行检测。

2. 消毒效果监测多长时间进行一次? 每次检查几件物品?

答:消毒效果监测应每季度进行检测,每次检查 3～5 件有代表性的物品,一般监测消毒后直接使用的物品,如消化内镜、呼吸机管路等。

3. 物品、器械消毒效果监测采样的时间有什么规定?

答:在物品、器械清洗消毒处理后,存放有效期内采样。

4. 湿热消毒效果监测需要加中和剂吗?

答:湿热消毒是物理消毒法,其消毒效果监测不需要加中和剂,但对消毒剂消毒后的物品及皮肤的消毒效果监测是需要加中和剂的,因为表面有消毒剂残留,具体方法请参见消毒剂效果监测章节。

5. 为什么消毒后继续灭菌处理的物品一般不做消毒效果监测?

答:灭菌处理的物品在灭菌过程还有各种监测来保证灭菌质量及安全,其消毒过程起到减菌作用,而包装人员在为器械检查打包过程也会对清洗质量进行把控。所以,一般情况下不对这类器械及物品进行消毒效果监测。

6. 复用清洁工具湿热消毒的最低要求是什么? 需要做消毒效果监测吗?

答:复用清洁工具湿热消毒的最低要求 A_0 值≥600,相当于 90℃持续时间不少于 1 min,80℃持续时间不少于 10 min。一般情况下无须进行消毒效果监测,当然,如果发生医院感染暴发考虑与清洁工具相关,可以开展监测,宜采用破坏性采样方法采样。

7. 消毒后直接使用的物品器械,湿热消毒要求是什么? 有监测要求吗?

答:消毒后直接使用的诊疗器械、器具和物品,A_0 值≥3 000 或湿热消毒温度 90℃时持续时间不少于 5 min,93℃时持续时间不少于 2.5 min。因为 A_0 值≥3 000 应用于被耐热病毒(如 HBV)、未知病毒或多种大量病毒污染的器械的消毒,对 HBV、HPV 等耐热病毒灭活率可以达到 10^{-4}～10^{-5},甚至 10^{-7} 以上。每季度应对消毒后直接使用的器械物品(胃镜、支气管镜、呼吸机管路等)进行消毒效果监测。

8. 化学消毒剂使用时如何正确监测?

答:应根据厂家使用说明正确配制和使用消毒剂,且应根据消毒剂的种类特点,定期监测使用中消毒剂的浓度,不同消毒剂浓度监测要求不同,比如酸化水宜现配现用,使用前不但要监测有效氯浓度还要监测 pH 和氧化还原电位(ORP)。戊二醛有的应每天监测或每批次监测,甚至每次监测。应记录消毒时间和消毒时的温度,结果应符合该消毒剂的规定。

9. 化学消毒剂浓度测试卡用后需要保存吗?

答:不需要保存用后的测试卡,使用后的测试卡经过一段时间后会褪色,无法保留测试时颜色。

10. 对于新生儿室重复使用的奶瓶、奶嘴要常规监测吗?

答:无规范要求对新生儿室重复使用的奶瓶、奶嘴进行常规监测。新生儿群体特殊,为保证安全,对于重复使用的物品,可以将其作为消毒物品进行监测。当怀疑医院感染暴发或疑似暴发与其相关时,要对其进行目标微生物检测。

11. 被艾滋病、乙肝病毒性肝炎、丙型病毒性肝炎等传染病污染的器械是否需要先消毒再清洗? 有监测要求吗?

答:被艾滋病、乙肝病毒性肝炎、丙型病毒性肝炎等传染病污染的器械不需要先消毒再清洗。《医院消毒供应中心》(WS 310.2—2016)明确规定"被朊毒体、气性坏疽及突发原因不明的传染病病原体污染的诊疗器械、器具和物品应遵循《医疗机构消毒技术规范》的规定进行处理",通常情况下应遵循先清洗后消毒的处理程序。换句话说,只有被朊毒体、气性坏疽及突发原因不明的传染病病原体污染的诊疗器械、器具和物品应消毒后清洗,其余均为先清洗后消毒。清洗前如采用物理或化学方法先消毒,可使附着在器械上的蛋白质凝固变性,增加清洗难度,甚至会形成生物膜,导致灭菌不彻底。另外,并非只有阳性的患者有感染风险,对于窗口期的艾滋病病毒、乙肝肝炎病毒、丙型肝炎病毒感染患者的器具也存在感染风险,还有未做相关检查的患者的器具也有阳性的可能。所以,标准预防是我们提倡的,即清洗时做好安全防护。

12. 酸性氧化电位水使用前需要监测吗? 应用过程中有哪些注意事项?

答:酸性氧化电位水使用前应监测其 pH、有效氯浓度及氧化还原电位。应用过程中注意事项有:① 应先彻底清除器械、器具和物品上的有机物,再进行消毒处理;② 酸性氧化电位水对光敏感,不稳定,宜现制备现用;③ 储存应选用避光、密闭、硬质聚氯乙烯材质制成的容器,室温下贮存不超过 3 天;④ 每次使用前,应在使用现场酸性氧化电位水出水口处分别检测 pH 和有效氯浓度,检测数值应符合指标要求;⑤ 对铜、铝等非不锈钢的金属器械、器具和物品有一定的腐蚀作用,应慎用;⑥ 不得将酸性氧化电位水和其他药剂混合使用;⑦ 皮肤过敏人员操作时应戴手套;⑧ 酸性氧化电位水长时间排放可造成排水管路的腐蚀,故应每次排放后再排放少量碱性还原电位水或自来水。

七、参考资料

GB 15982—2012 医院消毒卫生标准

WS/T 367—2012 医疗机构消毒技术规范

WS/T 310.2—2016 医院消毒供应中心

    第 2 部分:清洗消毒及灭菌技术操作规范

WS/T 310.3—2016 医院消毒供应中心

    第 3 部分:清洗消毒及灭菌效果监测标准

第三节 灭菌质量及效果监测

一、监测要求

1. 对灭菌质量采用物理监测法、化学监测法和生物监测法进行。任一项监测不合格的灭菌物品不得发放,并应分析原因进行改进,直至监测结果符合要求。生物监测不合格时,应尽快召回上次生物监测合格以来所有尚未使用的灭菌物品,重新处理,并应分析不合格的原因,改进后,生物监测连续三次合格后方可使用。

2. 植入物的灭菌应每批次进行生物监测。生物监测合格后方可发放。紧急情况灭菌植入物时,使用含第 5 类化学指示物的生物 PCD 进行监测,化学指示物合格可提前放行。

3. 使用特定的灭菌程序灭菌时,应使用相应的指示物进行监测。

4. 按照灭菌装载物品的种类,可选择具有代表性的 PCD 进行灭菌效果的监测。

5. 灭菌外来医疗器械、植入物、硬质容器、超大超重包,应遵循厂家提供的灭菌参数,首次灭菌时对灭菌参数和有效性进行测试,并进行湿包检查。

二、灭菌质量监测分类

1. 压力蒸汽灭菌的监测包括物理监测法、化学监测法、生物监测法和 B-D 测试。

(1)物理监测法:要求日常监测与定期监测相结合。

每次灭菌应连续监测并记录灭菌时的温度、压力和时间等灭菌参数。灭菌温度波动范围在 +3℃内,时间满足最低灭菌时间的要求,同时应记录所有临界点的时间、温度与压力值,结果应符合灭菌的要求。

应每年用温度压力检测仪监测温度、压力和时间等参数,检测仪探头放置于最难灭菌部位。

（2）化学监测法：应进行包外、包内化学指示物监测。具体要求为灭菌包包外应有化学指示物，高度危险性物品包内应放置包内化学指示物，置于最难灭菌的部位。如果透过包装材料可直接观察包内化学指示物的颜色变化，则不必放置包外化学指示物。根据化学指示物颜色或形态等变化，判定是否达到灭菌合格要求。

采用快速程序灭菌时，也应进行化学监测。直接将一片包内化学指示物置于待灭菌物品旁边进行化学监测。

（3）生物监测法：应至少每周监测一次。可使用标准生物测试包或自含式生物指示物进行测试。

① 标准生物测试包的制作方法

• 标准指示菌株：嗜热脂肪杆菌芽孢，菌片含菌及抗力符合国家有关标准。

• 标准测试包的制作：由 16 条 41 cm×66 cm 的全棉手术巾制成。

制作方法：将每条手术巾的长边先折成 3 层，短边折成 2 层，然后叠放，制成 23 cm×23 cm×15 cm、1.5 kg 的标准测试包。

• 标准生物测试包或生物 PCD 的制作方法：将至少一个标准指示菌片装入灭菌小纸袋内或至少一个自含式生物指示剂，置于标准测试包的中心部位，即完成标准生物测试包或生物 PCD 的制作。

② 培养方法：经一个灭菌周期后，在无菌条件下取出标准试验包的指示菌片，投入溴甲酚紫葡萄糖蛋白胨水培养基中，经(56±1)℃培养 7 天，同时设有阴性和阳性对照组，观察培养结果。自含式生物指示物不需要做阴性对照。

③ 灭菌循环结束后评价结果：阳性对照组培养阳性，阴性对照组培养阴性，试验组培养阴性，判定为灭菌合格。阳性对照组培养阳性，阴性对照组培养阴性，试验组培养阳性，则灭菌不合格。同时应进一步鉴定试验组阳性的细菌是否为指示菌或是污染所致。

④ 注意事项

• 监测所用菌片或自含式菌管应取得消毒产品卫生许可证批件或产品安全评价报告，并在有效期内使用。

• 如果 1 天内进行多次生物监测，且生物指示剂为同一批号，则只设一次阳性对照即可。

• 小型压力蒸汽灭菌器因一般无标准生物监测包，应选择灭菌器常用的有代表性的灭菌物品制作生物测试包或生物 PCD，置于灭菌器最难灭菌的部位且灭菌器应处于满载状态。生物测试包或生物 PCD 应侧放，体积大时可平放。

• 小型压力蒸汽灭菌器采用快速压力蒸汽灭菌程序灭菌时，应直接将一支生物指示物置于空载的灭菌器内,经一个灭菌周期后取出,规定条件下培养,观察结果。

• 可使用一次性标准生物测试包,对灭菌器的灭菌质量进行生物监测。

• 紧急情况灭菌植入物时,使用含第 5 类化学指示物的生物 PCD 进行监测,化学指示物合格可提前放行,生物监测的结果应及时通报使用部门。

• 采用新的包装材料和方法进行灭菌时应进行生物监测。

• 自含式生物指示物培养方法按产品说明书执行。一般而言,普通自含式生物指示剂培养时间为 48 h,快速荧光生物指示剂培养时间为 3 h,极速荧光生物指示剂培养时间为 1 h。

(4)B-D 测试法

① 采用一次性使用或自制的 B-D 测试包进行测试。

② 标准测试包自制方法:标准测试包应由漂白纯棉布单组成。尺寸大约为 900 mm×1 200 mm,经线应为(30±6)支纱/cm,纬线应为(27±5)支纱/cm,每平方米的重量应为(185±5)g,无折边。无论新的或脏的棉布单,都应进行清洗,并应避免加任何织物清洗剂。

将布单按长边对折的方式,经过 4 次折叠,叠成 16 层,尺寸大约为 220 mm×300 mm,用手压好之后,摞成高度大约 250 mm。采用相似的包布进行包裹,并用宽度不超过 25 mm 的扎带进行紧固,测试包总重量应为(7±0.14)kg(大约需要 30 张布单)。

③ 小规格测试包自制方法:小规格测试包专门用于只能装载一个灭菌单元的灭菌器,与标准测试包不同的是,小规格测试包将叠成尺寸大约 220 mm×300 mm 的布单,摞成高度大约 150 mm。测试包总重量应为(4±0.16)kg(大约需要 17 张布单)。

④ B-D 试验监测方法:大型蒸汽灭菌器将 B-D 专用测试指示物放在标准测试包大致中心位置的层上。将标准测试包置于灭菌室水平面的几何中心,离灭菌室底面高度为 100~200 mm;对只能装载 1 个灭菌单元的灭菌器,标准测试包放置在灭菌室底面上。选择测试所需灭菌周期,在空载和没有额外延长干燥时间的情况下,运行 1 个灭菌周期。测试结束,检查 B-D 专用测试指示物颜色变化。

小型压力蒸汽灭菌器一般不必进行 B-D 试验,如进行 B-D 试验,可按下列方法进行:在空载条件下,将 B-D 测试包水平放于灭菌器内前底层,靠近柜门与排气口底前方;柜内除测试包外无任何物品;在 134℃温度下,时间不超过 3.5 min,取出测试包,观察 B-D 测试纸颜色变化。

⑤ 标准测试包在温度为 20~30℃、相对湿度为 40%~60%的环境中进行干燥稳定后才能使用,测试周期结束后,应从灭菌器中取出,并在

20～30℃和相对湿度为40％～60％的环境中进行通风后才能继续使用。每次使用间隔期间,标准测试包应存放在20～30℃和相对湿度为40％～60％的环境中。使用过后,标准测试包将被压缩。标准测试包可以反复使用,还可以用于连续检测。应考虑影响清洁时间间隔的环境因素以及清洁方法。如果250 mm厚的标准测试包重量超过7.14 kg,标准测试包就不能再使用了。

⑥ 测试时间到达后观察B-D测试纸变色情况,均匀一致变色说明B-D试验通过,灭菌器可以使用。变色不均说明B-D试验失败,可再重复一次B-D测试,合格,灭菌器可以使用;不合格,需检查B-D测试失败原因,直至B-D测试通过后该灭菌器方能使用。

⑦ 注意事项

• 预真空(包括脉动真空)压力蒸汽灭菌器应每日开始(或每24小时)灭菌运行前空载进行B-D测试,B-D测试合格后,灭菌器方可使用。B-D测试失败,应及时查找原因进行改进,监测合格后,灭菌器方可使用。

• 小型预真空压力蒸汽灭菌器(容积不超过60 L)一般不必进行B-D试验,如进行B-D试验,可按下列方法进行:在空载条件下,将B-D测试物放于灭菌器内前底层,靠近柜门与排气口,柜内除测试物外无任何物品,经过B-D测试循环后,取出B-D测试纸观察颜色变化。

（5）灭菌器新安装、移位和大修后的监测

① 应进行物理监测、化学监测和生物监测。物理监测、化学监测通过后,生物监测应空载连续监测三次,合格后灭菌器方可使用。

② 小型压力蒸汽灭菌器,生物监测应满载连续监测三次,合格后灭菌器方可使用。

③ 预真空(包括脉动真空)压力蒸汽灭菌器应进行B-D测试并重复三次,连续监测合格后,灭菌器方可使用。

2. 干热灭菌效果的监测包括物理监测法、化学监测法和生物监测法。

（1）每灭菌批次应进行物理监测。监测方法包括记录温度与持续时间。温度在设定时间内均达到预置温度,则物理监测合格。

（2）每一灭菌包外应使用包外化学指示物,每一灭菌包内应使用包内化学指示物,并置于最难灭菌的部位。对于未打包的物品,应使用一个或者多个包内化学指示物,放在待灭菌物品附近进行监测。经过一个灭菌周期后取出,据其颜色或形态的改变判断是否达到灭菌要求。

（3）生物监测应每周监测一次,可使用标准指示菌株制作的标准生物测试管或自含式生物指示物进行测试。

① 将标准指示菌株枯草杆菌黑色变种芽孢的菌片1片装入灭菌中试管内,制成标准生物测试管。

② 将标准生物测试管,置于灭菌器最难灭菌的部位,即灭菌器与每层门把手对角线内、外角处,每个位置放置 2 个标准生物测试管,试管帽置于试管旁,关好柜门,经一个灭菌周期后,待温度降至 80℃时,加盖试管帽后取出试管。

③ 在无菌条件下,每管加入 5 ml 胰蛋白胨大豆肉汤培养基(TSB),(36±1)℃培养 48 h,观察初步结果,无菌生长管继续培养至第 7 天。检测时以培养基作为阴性对照,以加入芽孢菌片的培养基作为阳性对照。

④ 灭菌循环结束后查看结果,阳性对照组培养阳性,阴性对照组培养阴性,试验组培养阴性,判定为灭菌合格。阳性对照组培养阳性,阴性对照组培养阴性,试验组培养阳性,则灭菌不合格。同时应进一步鉴定试验组阳性的细菌是否为指示菌或是污染所致。

(4)灭菌器新安装、移位和大修后的监测:应进行物理监测法、化学监测法和生物监测法监测(重复 3 次),监测合格后,灭菌器方可使用。

3. 低温灭菌的监测

(1)监测要求

① 低温灭菌监测包括物理监测、化学监测、生物监测。

② 低温灭菌器新安装、移位、大修、灭菌失败、包装材料或被灭菌物品改变,应对灭菌效果进行重新评价,包括采用物理监测法、化学监测法和生物监测法进行监测(重复 3 次),监测合格后,灭菌器方可使用。

(2)低温灭菌种类与方法

① 过氧化氢低温等离子灭菌的监测

• 每次灭菌应连续监测并记录每个灭菌周期的临界参数如舱内压、温度、等离子体电源输出功率和灭菌时间等。灭菌参数应符合灭菌器的使用说明或操作手册的要求。可对过氧化氢浓度进行监测。

• 每个灭菌物品包外应使用包外化学指示物,作为灭菌过程的标志;每包内最难灭菌位置放置包内化学指示物,通过观察其颜色变化,判定其是否达到灭菌合格要求。

• 每天使用时应至少进行一次灭菌循环的生物监测。采用嗜热脂肪杆菌芽孢生物指示物制作管腔生物 PCD 或非管腔生物监测包进行测试。

灭菌管腔器械时,可使用管腔生物 PCD 进行监测,应将管腔生物 PCD 放置于灭菌器内最难灭菌的部位。灭菌周期完成后立即将管腔生物 PCD 从灭菌器中取出,生物指示物应放置(56±2)℃培养 7 天,观察培养结果,并设阳性对照和阴性对照。

灭菌非管腔器械时,应使用非管腔生物监测包进行监测,将生物指示物置于符合低温等离子灭菌包装材料(如特卫强材料)的包装袋内,密封式包装后,放置于灭菌器内最难灭菌的部位(按照生产厂家说明书建议,远离过氧化氢注入口,如灭菌舱下层器械搁架的后方)。灭菌周期完成后立即将非管腔生物监测包从灭菌器中取出,生物指示物应放置(56±2)℃培养7天(或遵循产品说明书),观察培养结果,并设阳性对照和阴性对照。

• 测试结束评价结果,阳性对照组培养阳性,阴性对照组培养阴性,实验组培养阴性,判定为灭菌合格。阳性对照组培养阳性,阴性对照组培养阴性,实验组培养阳性,判定为灭菌失败。同时应进一步鉴定实验组阳性的细菌是否为指示菌或是污染所致。

② 低温蒸汽甲醛灭菌的监测

• 每灭菌批次应进行物理监测。详细记录灭菌过程的参数,包括灭菌温度、相对湿度、压力与时间。灭菌参数应符合灭菌器的使用说明或操作手册的要求。

• 每个灭菌物品包外应使用包外化学指示物,作为灭菌过程的标志,每包内最难灭菌位置应放置包内化学指示物,通过观察其颜色变化,判定其是否达到灭菌合格要求。

• 生物监测应每周监测一次。采用嗜热脂肪杆菌芽孢生物指示物制作管腔生物PCD或非管腔生物监测包进行测试。

• 灭菌管腔器械时,使用管腔生物PCD进行监测,应将管腔生物PCD放置于灭菌器内最难灭菌的部位,灭菌周期完成后立即将管腔生物PCD从灭菌器中取出,生物指示物应放置(56±2)℃培养7天(或遵循产品说明书),观察培养结果,并设阳性对照和阴性对照。

• 灭菌非管腔器械时,使用非管腔生物监测包进行监测,应将生物指示物置于纸塑包装袋内,密封式包装后,放置于灭菌器内最难灭菌的部位。灭菌周期完成后立即将非管腔生物监测包从灭菌器中取出,生物指示物应放置(56±2)℃培养7天(或遵循产品说明书),观察培养结果,并设阳性对照和阴性对照。

• 测试结束评价结果,阳性对照组培养阳性,阴性对照组培养阴性,实验组培养阴性,判定为灭菌合格。阳性对照组培养阳性,阴性对照组培养阴性,实验组培养阳性,判定为灭菌失败。同时应进一步鉴定实验组阳性的细菌是否为指示菌或是污染所致。

③ 环氧乙烷灭菌的监测

• 每次灭菌应监测并记录灭菌时的温度、压力、时间和相对湿度等灭菌参数。灭菌参数应符合灭菌器的使用说明或操作手册的要求。

• 每个灭菌物品包外应使用包外化学指示物,作为灭菌过程的标志,每包内最难灭菌位置放置包内化学指示物,通过观察其颜色变化,判定其是否达到灭菌合格要求。

• 每灭菌批次应进行生物监测。采用枯草杆菌黑色变种芽孢作为标准指示菌株,制作成常规生物测试包进行测试。制作方法:取一个 20 ml 无菌注射器,去掉针头,拔出针栓,将枯草杆菌黑色变种芽孢生物指示物放入针筒内,带孔的塑料帽应朝向针头处,再将注射器的针栓插回针筒(注意不要碰及生物指示物),之后用一条全棉小毛巾两层包裹,置于纸塑包装袋中,封装。生物指示物应符合国家相关管理要求。

• 将常规生物测试包置于灭菌器最难灭菌的部位。灭菌周期完成后应立即将生物测试包从被灭菌物品中取出,指示菌片接种于含有复方中和剂的 0.5% 的葡萄糖肉汤培养基管中,(36±1)℃培养 7 天(自含式生物指示物应遵循产品说明),观察培养基颜色变化。检测时以培养基为阴性对照,以加入芽孢菌片的培养基作为阳性对照。

• 测试结束评价结果,阳性对照组培养阳性,阴性对照组培养阴性,试验组培养阴性,判定为灭菌合格。阳性对照组培养阳性,阴性对照组培养阴性,试验组培养阳性,则灭菌不合格。同时应进一步鉴定试验组阳性的细菌是否为指示菌或是污染所致。

④ 其他低温灭菌方法的监测要求及方法应符合国家有关标准的规定。

三、质量控制过程的记录与可追溯要求

1. 应建立清洗、消毒、灭菌操作的过程记录,内容包括:

(1) 应留存清洗消毒器和灭菌器运行参数打印资料或记录。

(2) 应记录灭菌器每次运行情况,包括灭菌日期、灭菌器编号、批次号、装载的主要物品、灭菌程序号、主要运行参数、操作员签名或代号及灭菌质量的监测结果等,并存档。

2. 应对清洗、消毒、灭菌质量的日常监测和定期监测进行记录。

3. 记录应具有可追溯性,清洗、消毒监测资料和记录的保存期应≥6 个月,灭菌质量监测资料和记录的保存期应≥3 年。

4. 灭菌标识的要求

(1) 灭菌包外应有标识,内容包括物品名称、检查打包者姓名或代号、灭菌器编号、批次号、灭菌日期和失效日期,或含有上述内容的信息标识。

(2) 使用者应检查并确认包内化学指示物是否合格,器械是否干燥、洁净等,合格方可使用。同时将手术器械包的包外标识留存或记录于手术护理记录单上。

(3) 如采用信息系统,手术器械包的标识使用后应随器械回到消毒供应中心(CSSD)进行追溯记录。

5. 应建立持续质量改进制度及措施,发现问题及时处理,并应建立如下灭菌物品召回制度：

（1）生物监测不合格时，应通知使用部门停止使用，并召回上次监测合格以来尚未使用的所有灭菌物品。同时应书面报告相关管理部门，说明召回的原因。

（2）相关管理部门应通知使用部门对该期间已使用无菌物品的患者进行密切观察。

（3）应检查灭菌过程的各个环节，查找灭菌失败的可能原因，并采取相应的改进措施后，重新进行生物监测3次，合格后该灭菌器方可正常使用。

（4）应对该事件的处理情况进行总结，并向相关管理部门汇报。

6. 应定期对监测资料进行总结分析，做到持续改进质量。

四、注意事项

1. 检测使用的菌片含菌量及抗力符合国家有关标准，具有产品安全评价报告，并在有效期内使用。

2. 过氧化氢低温等离子灭菌生物监测采用的嗜热脂肪杆菌芽孢生物指示物的载体应对过氧化氢无吸附作用，每一载体上的菌量应达到 1×10^6 cfu，所用芽孢对过氧化氢气体的抗力应稳定并鉴定合格。低温蒸汽甲醛灭菌生物指示物的载体应对甲醛无吸附作用，每一载体上的菌量应达到 1×10^6 cfu，所用芽孢对甲醛的抗力应稳定并鉴定合格；所用产品应符合国家相关管理要求。

3. 对灭菌器进行生物监测，测试包摆放位置应按照生产厂家说明书建议放在灭菌器最难灭菌的部位。过氧化氢低温等离子灭菌器应远离过氧化氢注入口，如灭菌舱下层器械搁架的后方。低温蒸汽甲醛灭菌器需远离甲醛注入口。环氧乙烷灭菌器应摆放所有装载灭菌包的中心部位等。

4. 自含式生物指示物不用设阴性对照，培养时间及要求应遵循产品说明。

五、常见问题及解答

1. 压力蒸汽灭菌器有哪些分类？

答：压力蒸汽灭菌器按其结构形式分为手提式蒸汽灭菌器、立式蒸汽灭菌器和卧式蒸汽灭菌器，按容积大小分为小型压力蒸汽灭菌器（≤60 L）和大型压力蒸汽灭菌器（>60 L），按灭菌原理分为下排气式、预真空式和脉动真空式。

2. 立式压力蒸汽灭菌器有哪些分类？

答：立式压力蒸汽灭菌器是灭菌室开口向上的灭菌器，按控制方式分为自动控制型和手动控制型，按气体置换方式分为下排气式和真空式，按蒸汽供给方式分为自带蒸汽式和外接蒸汽式，按灭菌室结构形式分为可制成带夹套结构和单层结构。

3. 大型压力蒸汽灭菌器性能要求有哪些？

答：大型压力蒸汽灭菌器性能要求试验包括蒸汽渗透试验、橡胶负载的灭菌效果试验、温度参数试验、真空泄漏测试、干燥度试验等。

蒸汽渗透试验中，要求整个 B-D 测试指示物应变色均匀，空腔负载试验化学指示物的变色应能达到制造商规定的终点，下排气式灭菌器不适用此要求。定期进行蒸汽渗透测试，可以提供十分重要的信息。应采取措施，确保每个周期都有充分的蒸汽渗透。

橡胶负载的灭菌效果试验，按生物指示物制造商的规定进行培养，灭菌周期应确保暴露的生物指示物不再具有生物活性，未经灭菌处理的生物指示物在相同的条件下进行培养时，应具有生物活性。

温度参数试验，灭菌温度范围下限为灭菌温度，上限应不超过灭菌温度 +3℃。对于灭菌室容积不大于 800 L 的灭菌器，平衡时间应不超过 15 s；对于容积更大的灭菌器，平衡时间应不超过 30 s。在维持时间，灭菌室参考测量点测得的温度、标准测试包中任一测试点的温度，以及根据灭菌室压力计算所得的对应饱和蒸汽温度应在灭菌温度范围内，同一时刻各点之间的差值应不超过 2℃。对于灭菌温度分别为 121℃、126℃ 和 134℃ 的灭菌器，维持时间应分别不小于 15 min、10 min 和 3 min，其他温度和时间组合可适用。小负载试验灭菌时间，在标准测试包上方测量点所得的温度与在灭菌室参考测量点测得的温度相比，在开始 60 s 内应不超过 5℃，在 60 s 后应不超过 2℃。满负载平衡时间结束时，在灭菌室参考测量点测得的温度、标准测试包的几何中心及包内最顶棉布层下面的位置测量所得的温度都应在灭菌温度的范围之内。

真空泄漏测试，压力上升的速度不应超过 0.13 kPa/min。

负载干燥度试验，织物负载样品的质量增加应不超过 1%，金属负载的质量增加应不超过 0.2%。

4. 蒸汽渗透试验包括哪些？

答：蒸汽渗透试验包括 B-D 测试和空腔负载试验，B-D 测试是对多孔负载灭菌的灭菌器是否能成功去除空气的测试，成功的 B-D 测试显示有迅速而连贯的蒸汽渗透试验包。空腔负载试验是用来确定在达到设定的控制参数的水平时，空气稀释程度足以使蒸汽均匀地渗透入管腔测试体内部。

5. 蒸汽穿透试验是医院自己做还是第三方检测中心做？

答：医院可以购买检测设备进行检测，但必须每年校准检测设备，并有专人经过培训具备检测能力来保证检测的准确性。从性价比而言，采用具有第三方检测资质的检测中心对灭菌器进行检测更可取。第三方可以出具检测报告,便于消毒供应室及感染管理科及时发现问题并改进。

6. 何为灭菌过程验证装置?何为管腔型灭菌过程验证装置?

答:灭菌过程验证装置指对灭菌过程有预定抗力的模拟装置,用于评价灭菌过程的有效性,其内部放置化学指示物时称化学 PCD,放置生物指示物时称生物 PCD。管腔型灭菌过程验证装置是管腔内直径≥2 mm,内部无连接点,且其腔体中的任何一点距其与外界相通的开口处的距离小于等于其内直径的 1 500 倍,用于监测管腔型器械的灭菌过程验证装置。

7. B-D 测试是所有压力蒸汽灭菌器都要做的监测吗?

答:不是所有压力蒸汽灭菌器都要做 B-D 测试,只有预真空(包括脉动真空)压力蒸汽灭菌器应做 B-D 测试,小型医疗蒸汽灭菌器(容积不超过 60 L)也无须做 B-D 测试。每日开始灭菌运行前空载进行 B-D 测试,B-D 测试合格后,灭菌器方可使用。

8. B-D 测试第一次失败后,是否应停用该灭菌器并查找原因?

答:第一次失败,可能由于预热不充分,可重复一次 B-D 测试,如再次失败,需检查 B-D 测试失败原因,直至 B-D 测试通过后该灭菌器方能使用。

9. B-D 测试失败的常见原因有哪些?

答:B-D 测试是对多孔负载灭菌的灭菌器是否能成功去除空气的测试。成功的 B-D 测试显示有迅速而连贯的蒸汽渗透试验包。空气去除不完全,在去除空气的阶段出现了真空泄漏,在供蒸汽过程中出现了非冷凝气体等情况,使试验包内尚有空气存在,均可导致测试的失败,也可能会受到其他限制蒸汽渗透因素的影响。测试失败并不能立即判断是否有空气残留、真空泄漏或非冷凝气体的原因,故应尽可能减少其他可能因素的影响。

10. 空腔负载试验的过程挑战装置的构造、用途是什么及如何进行空腔负载试验?

答:空腔负载试验的过程挑战装置(PCD)由管盖、连接器、指示物固定器、软管组成。空腔负载试验是用来确定在达到设定的控制参数的水平时,空气稀释程度足以使蒸汽均匀地渗透入管腔测试体内部,适用于需要对空腔负载进行灭菌的灭菌器。

将空腔负载过程挑战装置预处理,使 PCD 的内外表面温度在 20~30℃ 之间,相对湿度为 40%~60%。打开管盖,按照制造商说明,确认无可见液态水,PCD 中连接处密封完整,将化学指示物固定,盖上管盖,保证密封,然后用纸塑包装并密封,放在灭菌室可用空间的几何中心轴线上,距离灭菌室底部平面 100~200 mm 的高度。选择需要试验的灭菌周期,在空载运行灭菌周期,并且不延长干燥时间,运行一个灭菌周期。测试结束,检查化学指示物的变化是否达到规定的终点。

11. 新的消毒供应室规范中为什么会增加"每年用温度压力检测仪监测灭菌器的温度、压力和时间等参数,检测仪探头放置于最难灭菌部位"等要求?

答:灭菌器的温度、压力和时间是灭菌成功的保证,灭菌器质量、蒸汽情况等是灭菌的关键参数,应进一步加强监测。新的规范明确要求每年都应该进行该项检测是十分必要的。

12. 压力蒸汽灭菌器大修后需要监测合格方可使用,大修指什么?

答:大修指超出该设备常规维护保养范围,显著影响该设备性能的维修操作。如更换真空泵、与腔体相连的阀门、大型供汽管道、控制系统等。

13. 压力蒸汽灭菌器新安装、移位和大修后需要哪些监测,应注意什么?

答:应进行物理监测、化学监测和生物监测。物理监测、化学监测通过后,生物监测应连续监测 3 次,合格后灭菌器方可使用;预真空(包括脉动真空)压力蒸汽灭菌器还应进行 B-D 测试并重复 3 次,连续监测合格后,灭菌器方可使用。注意:体积≥60 L 的压力蒸汽灭菌器生物监测应空载监测,而小型压力蒸汽灭菌器生物监测应满载监测。

14. 何谓临界点? 各阶段关注点是哪些?

答:临界点是整个灭菌程序的转折点。脉动阶段应关注压力数值;灭菌阶段应关注灭菌开始和结束的时间、温度和压力波动范围;干燥阶段应关注开始到结束时间及压力数值。这些数值均应达到规范或产品说明书要求。

15. 压力蒸汽灭菌时如何观察各阶段参数?

答:(1) 预真空阶段(预排气阶段):通过真空泵机械作用抽出灭菌器腔体及包裹内的空气,并对物品进行加热加湿。在此阶段重点观察压力的变化。

① 压力。压力值范围 80～-80 kPa(相对压力),或 180～20 kPa(绝对压力),经过 3 次真空脉冲抽出灭菌器舱体内 99% 的空气。如果每次蒸汽注入时最低的压力>20 kPa(绝对压力),反映真空度可能未达到设计要求。

观察压力首先要掌握正在使用的灭菌器此阶段压力最高值和最低值的数据范围,这个范围是设备生产厂家提供的。

② 时间。此阶段所需的时间根据抽真空的次数以及装载量的多少有差异。除此以外,当真空泵性能下降或水压、水温等不符合要求的情况下,真空脉冲时间会延长,消毒员通过观察"时间"判断设备运行的情况。

③ 记录。灭菌器的打印机自动把 3 次脉冲的临界压力、温度进行记录,消毒员要检查记录参数,并与显示仪表观察的数据进行比较。

(2) 升温阶段:消毒员要注意观察温度逐步上升,最终达到灭菌需要的温度(132～134℃或 121℃)。在升温过程中,夹套温度均高于舱体内温度。

(3) 灭菌阶段:此阶段是灭菌过程最重要的阶段,要认真观察屏幕,查看仪表的数据是否正常。消毒员在灭菌阶段还需观察夹套温度,要求高于灭菌温度,但是一般不超过灭菌温度1℃。

（4）排气阶段:灭菌阶段完成,停止注入蒸汽,并排除舱体内的蒸汽和冷凝水,温度和压力持续下降。

（5）干燥（后真空）阶段:进入此阶段后,消毒员要注意压力值的变化是否符合设备设计的要求,并判断运行是否正常。

① 压力:干燥阶段压力的下限一般<20 kPa(绝对压力)或<−80 kPa(相对压力),有利于物品干燥。

② 时间:根据不同的灭菌周期,一般在5～30 min。

（6）压力平衡阶段:此阶段注入经过空气过滤器过滤的洁净空气,使灭菌器舱体内的压力上升至大气压的状态,此时压力表指向"0"(相对压力),可打开灭菌器卸载门。

16. 压力蒸汽灭菌时对物理、化学和生物监测的频率有什么要求?

答:压力蒸汽灭菌时,应每次连续监测并记录灭菌时的温度、压力和时间等灭菌参数;每个待灭菌物品包外必须有包外化学指示物,高度危险性物品内必须放置化学指示物;每周至少进行一次生物监测,植入性器械应每批次进行生物监测;预真空灭菌器每天使用前必须做B−D测试。

17. 压力蒸汽灭菌时进行物理监测结果判断要注意些什么?

答:灭菌周期结束后,消毒员要做的第一件事情,就是复核灭菌周期全过程的参数,物理监测不合格,整炉次灭菌物品不得发放。

（1）灭菌阶段:认真核查灭菌阶段的温度、时间与压力,此阶段的参数是衡量灭菌效果的重要指标。即灭菌时间>4 min,灭菌温度132～134℃,相对压力在设置范围。双人复核并签名确认。

（2）预真空阶段和干燥阶段:认真核查预真空阶段和干燥阶段的时间与压力。此阶段参数提示真空泵运行性能是否达到要求,如预真空时间延长,要查找原因。

（3）数字记录式和模拟描记式结果判读方法:无论是数据记录式和模拟描记式,其数值均独立于自动控制系统。

数字记录装置按照《大型蒸汽灭菌器技术要求自动控制型》(GB 8599—2008)标准的要求,打印各灭菌阶段的灭菌参数。

模拟描记图纸装置由纸盘、温度描记笔(绿色)、压力描记笔(红色)、描记纸及固定装置等组成。红色压力信息,向上或向下一小格表示压力上升20 kPa或下降20 kPa;绿色温度信息,向上或向下一小格表示温度上升5℃或下降5℃;纵线每纵格表示10 min,需要根据横格或纵格的长度或宽度评估温度、压力、时间等灭菌参数变化信息。

18. 老的灭菌器没有自动记录物理监测数据的功能怎么办？

答：应配备自动打印设备客观记录物理监测数据，必要时更换灭菌器。

19. 压力蒸汽灭菌器的物理监测一定需要纸质的吗？

答：压力蒸汽灭菌器的物理监测可以纸质打印，也可以电子存档。但需注意的是，必须记录所有临界点的时间、温度与压力值，不能仅有灭菌温度及持续时间，结果应符合灭菌的要求。

20. 何谓化学监测？其常用产品有哪些？

答：采用化学指示物经过灭菌后颜色变化情况间接地判断灭菌过程和包裹中心位置的灭菌效果，称为化学监测。

化学监测有包外化学指示物监测和包内化学指示物监测。包外化学监测的常用产品有指示胶带及纸塑袋上的指示物。包外化学监测是为了区分经过灭菌处理的物品和未经过灭菌处理的物品。其意义为表明该物品已经经过压力蒸汽灭菌。

包内化学指示物的常用产品有：① 第 4 类多参数化学指示物和第五类综合化学指示物（又名移动式化学指示物）。② 第 4 类多参数化学指示物，其染料面不能直接接触金属器械和玻璃，以免吸收过多的冷凝水而导致变色差异，影响结果的判定，可用纱布包裹指示卡后放置。③ 第 5 类综合化学指示物的特点是它能像水银温度计那样，在一定条件下，其指示性标识顺着某一方向"爬行"，因不受冷凝水影响，可以直接与器械接触。

包内化学指示物用途为监测包裹中心位置或较难灭菌部位的灭菌参数，反映关键参数如灭菌温度、灭菌时间、蒸汽质量等。

21. 化学指示物分为哪几类？

答：ISO 将化学指示物分为六大类：

第 1 类：过程指示物，用于每个待灭菌的单位（如包裹、容器）外，以证明该单位暴露于灭菌过程和用于分辨已处理和未处理灭菌单位的化学指示剂，包括化学指示胶带、纸塑包装袋上的化学变色块。

第 2 类：B－D 试验指示物，用于特定试验的指示物，主要包括 B－D 测试等装置。

第 3 类：单参数指示物，只对灭菌过程中一个关键参数进行反应的化学指示物，例如某一温度熔化管。

第 4 类：多参数指示物，对灭菌过程中两个或两个以上关键参数进行反映的化学指示物，属于包内化学监测。

第 5 类：综合指示物，对灭菌过程中特定周期范围内的所有关键参数进行反映化学指示物。在所标注的使用情况下，其性能模拟监测该灭菌过程的微生物的性能。监测结果近似于生物指示物，对于手术包裹可首选综合指示物,置于 PCD 内可作为紧急植入手术器械的放行依据。

第 6 类:模拟指示物,对灭菌周期规定范围内所有评价参数起作用的指示物,其标定值以所选各灭菌周期的设定值为依据,是周期确认型的化学指示剂。

22. 化学监测卡用后需要保留在灭菌记录或病历中吗?

答:化学监测卡是用来测试蒸汽温度是否达到预定值,判断灭菌是否合格的。并无要求保留在记录或病历中。

23. 包外化学指示胶带可以代替包内化学指示卡吗?

答:包外化学指示胶带不能代替包内化学指示卡。每个灭菌包包外应有化学指示物,只有高度危险性物品如手术器械包等,包内应放置包内化学指示物。如果透过包装材料可直接观察包内化学指示物的颜色变化,则不必放置包外化学指示物。根据化学指示物颜色或形态等变化判定灭菌是否合格。

24. 所有的植入物灭菌都需要放五类化学指示物吗?

答:我们通常要求有植入物的灭菌工作应在手术前一天完成,有时间等待生物监测结果出来再放行,则无须放置五类化学指示物(俗称爬行卡)。当然,对于紧急手术,可以爬行卡和生物监测同时进行,爬行卡合格先放行,待生物监测结果出来,再行后续跟踪。

25. 为什么第 5 类化学指示物的生物 PCD 检测合格可以提前放行?

答:第 5 类化学指示物为综合指示物,又称移动化学指示剂,如爬行卡,是一种专门用于对各灭菌周期规定范围内所有评价参数起作用的指示物,其标定值是为达到规定灭菌所要求的,所以紧急情况灭菌植入物时,使用含第 5 类化学指示物的生物 PCD 进行检测,化学指示物合格可提前放行。如果生物监测结果为阳性需要及时通报使用部门,并追踪患者直到出院。

26. 压力蒸汽灭菌时进行化学监测结果判断要注意些什么?

答:灭菌包外化学指示物监测不合格,该灭菌包不得发放。

化学 PCD 包内指示物结果不合格,该灭菌包不得使用。

(1) 包外化学监测结果判断。包外化学指示物其化学染色部分或变色条按要求变标准色,说明灭菌包已经暴露于压力蒸汽灭菌过程,判断包外化学监测结果合格,以区分灭菌和未灭菌的物品,是无菌物品发放的必备条件。

(2) 包内指示物监测结果判断。第 4 类多参数化学指示物监测结果判断:指示物变色达到或超过标准色为合格,否则为不合格。第 5 类综合化学指示物(又名移动式化学指示物)监测结果判断:当指示物爬到绿色窗口为合格,否则为不合格。灭菌包内化学监测:医生或护士打开灭菌包使用前进行判断,不合格不得使用。

27. 使用化学指示物时有哪些注意事项？

答：使用化学指示物时应注意：

（1）避免冷凝水。对于金属或玻璃类器械,首选第 5 类化学指示物或对包内指示物进行必要的隔水保护措施。

（2）包外化学指示物和包内化学指示物只能代表其所在的这个包裹的灭菌情况,而不能反映其他物品的灭菌效果。

（3）使用者在使用无菌包时,应检查包外及包内化学指示物,并准确判断,确认其结果。

28. 何谓生物监测？其常用产品有哪些？

答：使用活的微生物芽孢制成生物指示剂,通过微生物芽孢的杀灭情况来考核灭菌器负荷是否达到无菌保证水平(SAL)10^{-6}。也就是说,在一百万件灭菌物品中,存在活微生物的灭菌物品的可能性只容许有一件或一件以下。生物指示物就是为了保证整个灭菌过程达到 SAL 水平而应用的。

生物指示物的常用产品有：① 嗜热脂肪杆菌芽孢菌片：将染有细菌芽孢的菌片放于密封的纸袋中,灭菌送检验科进行培养。② 自含式生物指示剂：将菌片与装有培养基的小玻璃安瓿同放在塑料软管中,软管顶端有用滤纸片封好的通气孔,利于蒸汽的渗透,灭菌后压碎安瓿,培养基与菌片混合在一起,培养 48 h 观察结果,它的优点是操作方便,避免人为因素等造成的假阳性结果。③ 快速生物指示剂：培养时间为 3 h(配备自动阅读器),适合于植入物灭菌生物监测,是植入物放行的重要依据。④ 极速生物指示剂：培养时间为 1 h(配备自动阅读器),适合于紧急植入物灭菌生物监测,是植入物放行的重要依据。

生物监测用于考核灭菌器负荷是否达到无菌保证水平,定量评价特定灭菌程序能否达到 10^{-6} 水平,是反映灭菌效果的重要监测方法。

29. 从灭菌处理结束到生物指示物培养开始的时间有限度要求吗？

答：有限度要求,为 2 h,这是对生物指示物 D 值测定的一项特殊要求。

30. 生物指示物需要每次做阳性对照吗？

答：如果一天内进行多次生物监测,且生物指示物为同一批号,则只需设一次阳性对照。每批次生物指示物进行生物监测至少做一次阳性对照。

31. 有专家要求"快速型生物指示剂只是植入物的监测用,不能算生物监测,每周还应做普通的生物监测",对吗？

答：这种说法是欠妥当的。快速型生物指示剂也是监测嗜热脂肪芽孢杆菌是否被杀灭,只是读取的方法不同,普通型通过酸碱度的变化看颜色,而快速型通过酶的产生看荧光,都是生物监测。压力蒸汽灭菌器至少每周进行 1 次生物监测,本周如果已经有快速生物指示剂监测,则无须再做普通的生物监测。

32. 生物测试包或生物 PCD 在灭菌器中如何正确放置?

答:压力蒸汽灭菌器置于灭菌器排气口的上方或生产厂家建议的灭菌器内最难灭菌的部位;干热灭菌器置于灭菌器与每层门把手对角线内、外角处,每个位置放置 2 个标准生物测试物;环氧乙烷灭菌器置于灭菌器最难灭菌的部位,即所有装载灭菌包的中心部位;过氧化氢低温等离子灭菌器置于灭菌器内最难灭菌的部位,远离过氧化氢注入口,如灭菌舱下层器械搁架的后方;低温蒸汽甲醛灭菌器置于灭菌器内最难灭菌的部位,远离甲醛注入口。

33. 自含式压力蒸汽灭菌生物培养指示剂有哪些类型?如何选择?

答:普通自含式压力灭菌生物培养指示剂,按产品说明书培养规定时间,通过培养基中所含的指示剂颜色来判读结果,适用于每周常规生物监测使用。如规定培养时间为 48 h,48 h 后培养基为紫色,灭菌合格,48 h 内任何时间培养基变为黄色,均提示灭菌不合格。目前也存在快速、极速等规格的产品,采用荧光的原理,使用特定的培养判读仪,3 h 甚至是 1 h 即可判读结果,常用于植入物灭菌生物监测。3 h 时判读的生物培养指示剂常于术前一天植入物灭菌的同时进行,待培养结果判读合格后放行。1 h 判读的生物培养指示剂常用在紧急植入物的灭菌。各种生物培养指示剂其培养时间、温度和操作方法各有不同,具体操作按产品说明书要求进行,同时设对照管。

34. 自含式灭菌生物指示物培养过程中发现培养基液面明显下降,是否要处理?

答:对于自含式灭菌生物指示物培养结果主要通过颜色判读,黄色为阳性,紫色为阴性。培养基为微生物提供生长条件,如液面下降明显,应及时查找原因,检查蒸汽进入孔是否关闭,培养管摆放方式是否妥当,培养箱湿度是否过低。

35. 自含式灭菌生物培养指示剂检测应注意哪些问题?

答:自含式灭菌生物培养指示剂经过灭菌周期后取出,应先关闭蒸汽进入孔,密闭状态可防止生物培养指示剂送检和检测过程中的污染及减少培养过程中培养基水分的蒸发。冷却后,挤破内含的安瓿,使紫色培养基完全浸没菌片,置于相应的温度培养箱中培养,整个过程中保持生物培养指示剂始终处于竖直状态,培养箱应有一定的湿度。

36. 压力蒸汽灭菌生物监测结果判断时要注意些什么?

答:生物监测结果不合格,整炉次灭菌物品不得发放,同时要召回至上次生物监测合格以后的全部物品。当使用一个以上生物指示物,任何一个生物指示物呈阳性结果时,均应判断生物监测"+",判定为灭菌不合格。

自制生物测试包方法应符合《医院消毒供应中心,第 3 部分:清洗消毒及灭菌效果监测标准》(WS 310.3—2016)。自含式生物指示物监测方法按产品说明书要求执行。

37. 使用后的生物指示物如何处理?

答:生物指示物按照感染性医疗废物处理,直接丢弃至医疗废物收集箱,或遵循产品说明书要求执行。

38. 环氧乙烷低温灭菌时应观察哪些物理参数?

答:环氧乙烷低温灭菌时应观察的物理参数包括时间、温度、压力、环氧乙烷气体浓度和相对湿度。

39. 如何对环氧乙烷低温灭菌进行监测?

答:环氧乙烷低温灭菌时应进行物理监测、化学监测和生物监测。

(1) 物理监测法:每次灭菌应监测并记录灭菌时的温度、压力和相对湿度等灭菌参数。灭菌参数应符合灭菌器的使用说明或操作手册的要求。

(2) 化学监测法:每个灭菌物品包外应使用包外化学指示物,作为灭菌过程标识;每包内最难灭菌位置放置包内化学指示物,通过观察其颜色变化判定其是否达到灭菌合格要求。

(3) 生物监测法:每灭菌批次应进行生物监测。

40. 过氧化氢低温等离子灭菌时应观察哪些物理参数?

答:低温过氧化氢等离子灭菌时应观察每个灭菌周期的临界参数如舱内压、温度、过氧化氢浓度、电源输入和灭菌时间等,灭菌参数应符合灭菌器的使用说明或操作手册的要求。

41. 如何对过氧化氢低温等离子灭菌进行监测?

答:过氧化氢低温等离子灭菌时应进行物理监测、化学监测和生物监测。

(1) 物理监测法:每次灭菌应连续监测并记录每个灭菌周期的临界参数如舱内压、温度、等离子体电源输出功率和灭菌时间等。灭菌参数应符合灭菌器的使用说明或操作手册的要求。

(2) 化学监测法:每个灭菌物品包外应使用包外化学指示物,作为灭菌过程的标识;每包内最难灭菌位置应放置包内化学指示物,通过观察其颜色变化判定其是否达到灭菌合格要求。

(3) 生物监测法:每天使用时应至少进行一次灭菌循环的生物监测。

42. 如何对低温甲醛蒸汽灭菌进行监测?

答:低温甲醛蒸汽灭菌应进行物理监测、化学监测和生物监测。

(1) 物理监测法:每灭菌批次应进行物理监测。详细记录灭菌过程的参数,包括灭菌温度、相对湿度、压力与时间。灭菌参数符合灭菌器的使用说明或操作手册的要求。

(2) 化学监测法:每个灭菌物品包外应使用包外化学指示物,作为灭菌过程的标识;每包内最难灭菌位置放置包内化学指示物,通过观察其颜色变化判定其是否达到灭菌合格要求。

(3) 生物监测法:应每周监测一次。

43. 为什么会出现压力蒸汽灭菌失败的现象?

答:灭菌工作是一个连续又相互影响的过程,有许多影响灭菌效果的因素,无论多么重视灭菌工作,但灭菌失败的情况还是会发生的,关键是要及时发现和控制。灭菌设备及附件故障、蒸汽问题、水及压缩空气等客观问题,还有湿包、包装受损等相关事件,以及许多人为因素,如灭菌程序选择错误、装载及卸载不合格等,这些主观、客观因素的影响都会导致灭菌失败。

44. 灭菌失败可能会造成什么后果?

答:灭菌失败的手术器械使用于患者身上,会把未杀死的微生物带进患者体内,使原本患者体内无菌组织的器官或部位出现微生物的感染,常见的有手术切口感染,患者还可能因为全身感染导致发烧或危及生命。

45. 物理监测结果不合格的常见原因及处理措施有哪些?

答:灭菌设备、辅助设施或供气、供水及供电等方面出现故障或未达到设备要求而出现灭菌运行过程报警或灭菌周期中止,或者物理参数不符合设计要求等情况,均可导致物理监测结果不合格。

(1) 灭菌压力不合格

① 表现为压力过低或过高:通过仔细观察打印数据记录或描记图形记录,判断预真空阶段、灭菌阶段及干燥阶段有无压力异常情况。

如预真空阶段灭菌周期的曲线或数值显示抽负压的最低值是 30 kPa(绝对压力,该设备设计范围的最低值是<15 kPa),未达到设计要求,机器会通过延长排气时间来满足要求,如果延长时间还不能满足设定要求,这些都是异常情况,机器会出现故障报警。

又如灭菌阶段的压力在 134℃时超过 229 kPa 或低于 202 kPa,也都是压力异常情况。

② 原因分析:预真空阶段压力报警常常提示抽真空能力不足,常见于灭菌设备设施故障(如真空泵性能下降),或水压过低、水温异常等。灭菌阶段的压力过高或过低与蒸汽饱和度有直接关系,蒸汽过湿将导致压力高于正常,蒸汽过热将导致压力低于正常。

③ 处理措施:预真空阶段抽真空能力不足,一般会延长时间,延时还没达到设备要求,机器会发出故障报警并中止灭菌周期;干燥阶段抽真空能力不足常导致湿包。过干或过湿蒸汽不能达到饱和蒸汽灭菌的效果,出现灭菌失败;灭菌物品不得发放,灭菌器维修及验证后,方可使用。

(2) 灭菌温度不合格

① 表现为温度过高或过低:通过观察打印数据记录或描记图形记录,判断灭菌阶段灭菌温度有无低于或超过灭菌阶段设定的灭菌温度。实际运行灭菌温度与设计要求不符,判断为物理监测不合格。

② 原因分析:灭菌设备如温度传感器故障或过热蒸汽等问题均可导致灭菌温度不合格。

③ 处理措施:整个炉次的灭菌物品不符合《医院消毒供应中心,第3部分:清洗消毒及灭菌效果监测标准》(WS 310.3—2016)的要求,灭菌失败,灭菌物品不得发放。灭菌器维修及验证后方可使用。

(3) 辅助设施出现故障

① 表现为真空泵运行时突然有异常响声。

② 原因分析:灭菌过程中水压低、水中有污泥等,影响真空泵及热交换器的性能,表现出真空泵运行时突然有异常响声。

③ 处理措施:可能会造成灭菌物品内的冷空气排除不彻底,导致灭菌失败,也可影响物品干燥性能,导致湿包。

需评估当时具体情况进行处理。

(4) 突发情况

① 突然发生停电、停水、停蒸汽、停压缩空气等工作介质中断的情况,灭菌器被迫停止运行。

② 原因分析:供应系统突然故障。未能及时获得相关通知而导致灭菌或辅助设施故障。

③ 处理措施:突发情况发生时灭菌周期未完成,判定为灭菌失败,灭菌物品不得发放,灭菌器维修及验证后,方可使用。但是如果发生在灭菌周期的压力平衡或门开启阶段,灭菌效果监测符合标准,不属于灭菌失败。

46. 化学监测结果不合格的常见原因及处理措施有哪些?

答:(1) 包外化学监测结果不合格

① 表现为包外化学指示物变色未达到标准色。

② 原因分析:检查是否装载过紧、堆放、包与包之间没有间隙,这些都是最常见原因。如排除装载的问题,蒸汽过热也是原因之一。

③ 后果及处理:包外化学监测结果不合格,则灭菌包灭菌效果可能不合格,故化学监测不合格的灭菌物品不得发放,退至包装区。同时检查其原因。如同炉次发生多个灭菌包包外化学指示物监测不合格,要报告护士长,进行调查分析。

(2) 包内化学监测结果不合格

① 表现为包内第4类化学指示物变色未达到标准色,第5类化学指示物未爬行到绿色窗口(通过区域)。

② 原因分析:包装过紧,包裹内部冷空气排除不彻底,滞留在包裹内形成冷气团,阻止蒸汽渗透到包裹内部;过热蒸汽意味着蒸汽是"干"的,它的热传导效率低,影响灭菌效果;灭菌周期选择错误,错将 B-D 测试程序用于灭菌物品,灭菌参数未达到标准要求;监测产品质量问题或产品过期、储存不当等;第 4 类化学指示物受冷凝水影响致变色不达标。

③ 后果及处理:根据《医院消毒供应中心,第 3 部分:清洗消毒及灭菌效果监测标准》(WS 310.3—2016)规定,包内化学监测不合格的物品不得使用。化学 PCD 监测包不合格,整炉次物品暂不放行,需报告护士长,分析及判断可能原因,以决定是否放行,植入物器械不能放行。当临床科室报告包内化学指示物不合格时,此包不得使用,消毒供应中心应追踪此物品灭菌炉号炉次,查找不合格原因,并及时改进。

47. 生物监测结果不合格的常见原因及处理措施有哪些?

答:① 表现为阳性对照组培养阳性,阴性对照组培养阴性,试验组培养阳性。同时应进一步鉴定试验组阳性的细菌是否为指示菌或是污染所致。

② 原因分析:排除培养锅、生物指示剂及人为因素等造成的假阳性结果。查找培养锅有无故障、装有培养基的小玻璃安瓿是否压碎、菌片实验组阳性的细菌是否为指示菌,以判断是否由污染所致;查看灭菌周期是否选择错误,不同的灭菌周期有不同的灭菌参数,如选择错误将导致灭菌温度不足,灭菌时间不够,所以灭菌失败。

③ 后果及处理:确认生物监测结果不合格后,需查找上次生物监测合格以来所有物品,并尽快召回。未放行的灭菌物品退回包装区进行重新处理。灭菌器应检修及监测合格后使用。后续灭菌工作要采用合格灭菌器进行灭菌。

48. 何谓小型压力蒸汽灭菌器?有哪些分类?其原理和用途是什么?

答:小型压力蒸汽灭菌器指由电加热产生蒸汽或外接蒸汽,其灭菌室容积不超过 60 L,不能装载一个灭菌单元(300 mm×300 mm×600 mm)的灭菌器。

小型压力蒸汽灭菌器分为下排气式压力蒸汽灭菌器、预排气式压力蒸汽灭菌器和正压脉动排气式压力蒸汽灭菌器。

① 下排气式压力蒸汽灭菌器:利用重力置换的原理,使热蒸汽在灭菌器中从上而下将冷空气由下排气孔排出,排出的冷空气由饱和蒸汽取代,利用蒸汽释放的潜热使物品达到灭菌效果,适用于耐高温高湿物品的灭菌,首选用于微生物培养物、液体、药品、实验室废物和无孔物品的处理,不能用于油类和粉剂的灭菌。

② 预排气式压力蒸汽灭菌器:利用机械抽真空的原理,使灭菌器内形成

负压,蒸汽得以迅速穿透到物品内部,利用蒸汽释放的潜热使物品达到灭菌效果,适用管腔物品、多孔物品和纺织品等耐高温耐湿物品的灭菌,不能用于液体、油类和粉剂的灭菌。

③ 正压脉动排气式压力蒸汽灭菌器:利用脉动蒸汽冲压置换的原理,在大气压以上,用饱和蒸汽反复交替冲压,通过压力差将冷空气排出,利用蒸汽释放的潜热使物品达到灭菌,如卡式蒸气灭菌器。适用于不含管腔的固体物品及特定管腔、多孔物品的灭菌。正压脉动排气式压力蒸汽灭菌器用于特定管腔、多孔物品灭菌时需进行等同物品灭菌效果的检验,不能用于纺织品、医疗废物、液体、油类和粉剂的灭菌。

49. 小型压力蒸汽灭菌器各类型有哪些负载范围和灭菌周期?

答:小型压力蒸汽灭菌器负载和灭菌周期见表3-2。

表3-2　小型压力蒸汽灭菌器负载范围和灭菌周期

类型	负载范围	灭菌周期
B型	用于有包装和无包装的实心负载、A类空腔负载和标准中要求的检测用的多孔渗透性负载的灭菌	至少包含B类灭菌周期
N型	用于无包装的实心负载的灭菌	只有N类灭菌周期
S型	用于制造商规定的特殊灭菌物品,包括无包装实心负载和至少以下一种情况:多孔渗透性物品、少量多孔渗透性条状物、A类空腔负载、B类空腔负载、单层包装物品和多层包装物品	至少包含S类灭菌周期

从上表可以看出,B、N、S三种类型的灭菌器,其负载范围及灭菌周期各不相同,比如B型灭菌器至少包含B类灭菌周期,可灭菌物品的范围较为广泛,几乎包括所有的有包装和无包装的实心物品、A类空腔物品等。N型灭菌器只有N类灭菌周期,只能用于比较容易灭菌的无包装的实心物品的灭菌。而S型灭菌器至少包含S类灭菌周期,用于制造商针对某类特殊物品设计并经过验证的物品的灭菌。

50. 小型压力蒸汽灭菌器各灭菌周期的应用特点是什么?

答:小型蒸汽灭菌器因体积小、操作简单,并且具有多种灭菌周期以及制造商针对某类特殊物品设计的灭菌周期等特点,其在口腔科、手术室等科室应用广泛,下面列举部分灭菌周期的应用特点。

(1)N类灭菌周期:一般没有预真空阶段和干燥阶段,能够缩短灭菌周期时间,满足器械急用和快速周转的需要,是小型蒸汽灭菌器的显著特点,因此貌似简单的小型蒸汽灭菌器相对于大型蒸汽灭菌器而言更具有针对性。尤其在手术过程中器械意外污染及急需器械的情况下,常常采用"N类灭菌周期"的快速型进行灭菌,满足手术需要。但是需要强调的是,"N类灭菌周期"只能用于无包装的实心器械灭菌。N型小型蒸汽灭菌器分为普通型、快速型和生物安全型,普通型和生物安全型不能用于灭菌手术器械。

(2)B类灭菌周期:特点是设定有预真空阶段和干燥阶段,其灭菌周期结束时间与大型蒸汽灭菌器相近,负载范围包括包装和无包装的实心器械、A类空腔器械等,主要用于单件、少件、小件器械的灭菌,在医院口腔科及社区诊所等使用比较广泛。

(3)S类灭菌周期:针对某类特定的器械灭菌而设计的,如某品牌S型灭菌器,针对某类特定的口腔科手机灭菌而设计的正压脉排气法的S类灭菌周期,可用于经制造商测试验证的口腔科手机的灭菌(包括无包装实心器械)。

51. 小型压力蒸汽灭菌器使用中有哪些注意事项?

答:小型压力蒸汽灭菌器使用中应注意:

(1)器械应进行清洗检查,并放进推荐的专用托盘或卡式盒。

(2)植入物一般不采用小型蒸汽灭菌器进行灭菌,尤其是N类及S类灭菌周期。

(3)N类灭菌周期只用于无包装实心负载的"应急"灭菌,不应作为常规灭菌。

(4)S类灭菌周期只用于制造商规定的特殊物品的灭菌,一般无包装灭菌。

(5)裸露器械灭菌后应无菌卸载及无菌运输,尽快使用,不应储存,无有效期。

52. 小型压力蒸汽灭菌器的灭菌效果监测方法及结果判断方法有哪些?

答:小型压力蒸汽灭菌器的灭菌效果监测方法及结果判断同大型压力蒸汽灭菌器。

(1)物理监测:在灭菌维持时间内,灭菌温度不低于设定的灭菌温度,不超过灭菌温度4℃,其他物理监测方法及结果判断同大型蒸汽灭菌器。

(2)化学监测:① 包装负载灭菌化学监测同大型压力蒸汽灭菌器。② 无包装负载灭菌化学监测:无包装负载灭菌时,应直接将包内化学指示物(第5类化学指示物或防水型包内化学指示物)置于待灭菌物品旁边进行化学监测。③ 结果判断同大型蒸汽灭菌器。

(3)生物监测:① 包装负载灭菌(B类灭菌周期)生物监测方法:小型压力蒸汽灭菌器因无标准生物监测包,应选择灭菌器常用的、有代表性的灭菌包制作生物测试包或生物PCD,置于灭菌器最难灭菌的位置,且灭菌器应处于满载状态。生物测试包或生物PCD可侧放,体积大时平放。② 无包装负载灭菌(N类灭菌周期)生物监测方法:无包装灭菌的不同种类的托盘要分别进行生物监测,测试时直接将一支生物指示剂放在空的托盘或卡式盒中,并置于灭菌器最难灭菌的位置,注意灭菌器空载运行,经一个灭菌周期后取出,规定条件下培养,观察结果。③ S 类灭菌周期生物监测方法:根据生产厂家规定的灭菌负载类型,将生物指示物放入相应的负载中,然后置于灭菌器最难灭菌的位置,经一个灭菌周期后,取出生物指示物,培养后观察结果。④ 结果判断同大型蒸汽灭菌器。

53. 什么是湿包? 如何监测或发现湿包?

答:湿包是指经灭菌和冷却后,肉眼可见包内或包外存在潮湿、水珠等现象的灭菌包。在实际工作中,通常是通过手触摸有明显的潮湿感或肉眼可见水珠来判定,发现湿包,应对灭菌器干燥度进行测试。真空式的灭菌器负载干燥度要求如下:布单测试包的质量增加应不超过 1%,器械测试包的质量增加应不超过 0.2%,且表面不得有湿迹。

54. 灭菌包湿包可以继续使用吗?

答:不可继续使用。灭菌包出现湿包时,灭菌包内的潮湿水分由于虹吸的原理可形成一条向外通道,为外界微生物进入提供条件,可能导致灭菌物品被污染。

55. 湿包产生的原因有哪些?

答:湿包产生的主要原因是蒸汽与冷的灭菌物品相遇或热的灭菌物品与冷空气相遇,形成水滴,当这些水不能被排出或重新蒸发时,就形成了湿包。冯秀兰主编的《消毒供应中心灭菌实用手册》将湿包发生的原因总结如下:

(1)装载因素

Ⅰ.灭菌物品装载位置错误:将金属物品放于灭菌层架的上层,敷料或布类及纸类包装的物品放于下层。金属在灭菌的过程中会产生大量的冷凝水,将下层的敷料等物品打湿。

Ⅱ.灭菌物品紧贴灭菌器内壁或炉门,灭菌物品吸收了过多的冷凝水,在干燥阶段不能完全汽化而导致湿包。

Ⅲ.灭菌包装载容量过紧、过密,包与包之间重叠挤压,影响湿蒸汽的抽出。

Ⅳ.盆、碗类物品没有斜放且开口没有朝向一侧;底部无孔的器皿类物品没有倒放或侧放,导致冷凝水不能被排出。

Ⅴ.纸袋或纸塑袋包装的物品没有侧放并留有空隙,影响湿蒸汽的抽出,容易形成湿包。

(2)卸载因素:卸载物品放置于冷风出口、冷却时间与方法不正确,也会导致湿包的产生。

(3)设备因素

Ⅰ.真空泵的性能:真空泵效力降低,影响蒸汽抽出。

Ⅱ．灭菌器蒸汽疏水阀故障：如内室疏水管路单向阀损坏，在干燥过程中排水管路中的水回流至内室，导致包裹被打湿。该原因引起的湿包集中在排气口位置

Ⅲ．内室挡板变形：进蒸汽口的挡气板变形，导致蒸汽进入舱体时将包裹打湿。该原因引起的湿包集中在舱体进蒸汽口处。

Ⅳ．干燥系统出现故障导致干燥时间太短：如超大超重的器械包应选择干燥时间长的灭菌周期，而不是选择常规的器械灭菌周期。

Ⅴ．水汽分离器故障：蒸汽中的水分不能被分离排出，蒸汽过湿而导致湿包。

Ⅵ．不规范操作：如灭菌前压力蒸汽灭菌器没有预热，冷凝水集中在进气孔部位或炉底部及管道内，排气管内原有的冷凝水倒流至炉内包上而导致湿包。

（4）蒸汽因素

Ⅰ．蒸汽含水量高：灭菌器需要提供干燥的饱和蒸汽（蒸汽干燥度应达90％以上），如果蒸汽含水量过高，饱和度低，进入炉内时便会打湿灭菌包。该原因引起的湿包可以出现在灭菌器的各个部位。

Ⅱ．灭菌器蒸汽管线保温性不好：由于蒸汽管道的保温性不好，蒸汽输送过程中产生过多的冷凝水，导致蒸汽过湿。

Ⅲ．蒸汽管线的设计问题：排水管路拐角太多，由低往高排放、管道内有杂质堵塞等，均可引起湿包，该原因引起的湿包集中在排气口位置。

56．各类型灭菌器械生物监测的频率是多少？

答：各类型灭菌器械生物监测的频率和监测方法见表3－3。

表3－3　灭菌器械生物监测频率和方法

器械	频率	监测方法
压力蒸汽灭菌的监测	1. 应至少每周监测一次 2. 采用新的包装材料和方法进行灭菌时应进行生物监测 3. 植入物的灭菌应每批次进行生物监测	监测方法详见《医院消毒供应中心第3部分：清洗消毒及灭菌效果监测标准》（WS 310.3—2016）附录 A
干热灭菌的监测	应每周监测一次	监测方法详见《医院消毒供应中心第3部分：清洗消毒及灭菌效果监测标准》（WS 310.3—2016）附录 B
环氧乙烷灭菌的监测	每灭菌批次应进行生物监测	监测方法详见《医院消毒供应中心第3部分：清洗消毒及灭菌效果监测标准》（WS 310.3—2016）附录 C

续表 3-3

器械	频率	监测方法
过氧化氢低温等离子灭菌的监测	每天使用时应至少进行一次灭菌循环的生物监测	监测方法详见《医院消毒供应中心第3部分:清洗消毒及灭菌效果监测标准》(WS 310.3—2016)附录 D
低温蒸汽甲醛灭菌的监测	应每周监测一次	监测方法详见《医院消毒供应中心第3部分:清洗消毒及灭菌效果监测标准》(WS 310.3—2016)附录 E

57. 外来器械厂商应提供器械哪些清洗、消毒和灭菌信息?

答:外来器械厂商需提供的信息包括再处理说明,再处理的局限性与约束性,处理前的使用现场准备,清洁前的准备,清洁,消毒,干燥,检查,保养和试验,包装,灭菌和贮存11个方面。这在中华人民共和国医药行业标准《医疗器械的灭菌,制造商提供的处理可重复灭菌医疗器械的信息》(YY/T 0802—2010/ISO 17664:2004)中有相应的规定。

58. 医疗机构有必要对无菌物品进行无菌检测吗?

答:无须常规对无菌物品进行无菌检测。

在《医院消毒卫生标准》(GB 15982—2012)中,灭菌医疗器械的检查方法有:① 可用破坏性方法取样,如一次性输液(血)器、注射器和注射针等参照《中华人民共和国药典》中"无菌检查法"进行。② 对不能用破坏性方法取样的医疗器械,应在100级洁净实验室,用浸有无菌生理盐水采样液的棉拭子在被检物体表面涂抹,采样取全部表面或不少于 $100~cm^2$;然后将除去手接触部分的棉拭子进行无菌试验。同时也不推荐医疗机构常规开展灭菌物品的无菌检查,只有当流行病学调查怀疑医院感染事件与灭菌物品有关时,才进行相应物品的无菌检查。综上所述,一般医疗机构无法满足对无菌物品进行采样的环境要求,也无须对常规无菌物品进行无菌检测。

59. 高压灭菌器物品的有效期如果是 7 天,在灭菌标签上注明有效期和失效期应该是灭菌日期+6 天还是+7 天?

答:高压灭菌器物品的有效期如果是 7 天,如果在灭菌标签上注明是有效期,有效期应该是灭菌日期+6 天;如果在灭菌标签上注明失效期,失效期应该是灭菌日期+7 天。查看无菌物品效期时,需要区分标注的是"有效期"还是"失效期"。有效期是指储存条件下质量符合规范的期限。如有效期是 2018 年 4 月 1 日,是指 2018 年 4 月 1 日仍有效,可以继续使用,但到了 2018 年 4 月 2 日就失效不能再使用。失效期是指出品之日起到规定的有效期满之后的时间。如失效期是 2018 年 4 月 1 日,是指可以使用的时间截止是 2018 年 3 月 31 日,到 2018 年 4 月 1 日就失效了。

六、参考资料

GB 15982—2012 医院消毒卫生标准

GB 8599—2008 大型蒸汽灭菌器技术要求自动控制型

GB/T 30690—2014 小型压力蒸汽灭菌器灭菌效果监测方法和评价要求

WS/T 367—2012 医疗机构消毒技术规范

WS/T 310.2—2016 医院消毒供应中心

    第 2 部分:清洗消毒及灭菌技术操作规范

WS/T 310.3—2016 医院消毒供应中心

    第 3 部分:清洗消毒及灭菌效果监测标准

YY 1007—2010 立式蒸汽灭菌器

YY 0646—2008 小型蒸汽灭菌器自动控制型

第四节　软式内镜清洗消毒效果监测

软式内镜是用于疾病诊断、治疗的可弯曲的内镜,集传统光学、人体工程学、精密机械、现代电子、数学、软件等于一体。软式内镜包括胃镜、十二指肠镜、纤维支气管镜、纤维喉镜等,是临床上应用最广泛的内镜,通过人体与外界相通的腔道进入,多用于临床检查操作等。按《医疗机构消毒技术规范》(WS/T 367—2012)要求,被列为中度危险性物品,需要达到高水平消毒处理。软式内镜的处理须依照《软式内镜清洗消毒技术规范》(WS 507—2016)执行,对使用中的消毒剂、灭菌剂及清洗消毒质量进行监测是感控管理的重点环节,依赖于各项监测的正确执行与评价。

一、监测方法及要求

1. 使用中的消毒剂或灭菌剂监测

(1) 应遵循产品使用说明书进行浓度监测。产品说明书未写明浓度监测频率的,一次性使用的消毒剂或灭菌剂应每批次进行浓度监测;重复使用的消毒剂或灭菌剂配制后应测定一次浓度,每天使用前进行监测;如果消毒剂或灭菌剂规定了消毒内镜的数量,当消毒内镜数量达到规定数量的一半后,应在每条内镜消毒前进行测定。

(2) 每季度对使用中的消毒剂进行染菌量监测。使用中消毒液染菌量测定方法参照第五章第一节"消毒剂的监测"。每月对使用中的灭菌剂进行染菌量监测。

2. 软式内镜消毒质量监测

（1）监测要求

① 应采用目测方法对每件内镜及其附件进行检查。内镜及其附件的表面应清洁、无污渍。清洁质量不合格的应重新处理。

② 可采用蛋白残留测定、ATP 生物荧光测定等方法，定期监测内镜的清洗效果。

③ 每季度对内镜消毒质量进行微生物学监测。采用轮换抽检的方式，每次按 25% 的比例抽检。内镜数量≤5 条，应每次全部监测；内镜数量＞5 条，每次监测数量应不低于 5 条。

（2）监测方法

① 采样方法：无菌注射器抽取 50 ml 含相应中和剂的洗脱液，从活检口注入冲洗内镜管路，并全量收集（可使用蠕动泵）送检。

② 检测方法：将洗脱液充分混匀，分别取洗脱液 1.0 ml 接种两个平行平皿，将冷至 40~45℃ 的熔化营养琼脂培养基每皿倾注 15~20 ml，（36±1）℃ 恒温箱培养 48 h，计数菌落数。将剩余洗脱液在无菌条件下采用滤膜（0.45 μm）过滤浓缩，将滤膜接种于凝固的营养琼脂平板上（注意不要产生气泡），置（36±1）℃ 恒温箱培养 48 h，计数菌落数（cfu/件）。

（3）结果计算方法

滤膜法可计数时：

菌落总数（cfu/件）＝两平行平皿的菌落总数＋滤膜上菌落数

滤膜法不可计数时：

菌落总数（cfu/件）＝两平行平皿的平均菌落数×50

（4）消毒合格标准：合格标准为菌落总数≤20 cfu/件。

3. 内镜清洗消毒机的监测方法

（1）内镜清洗消毒机新安装或维修后，应对清洗消毒后的内镜进行生物学监测，检测合格后方可使用。

（2）内镜清洗消毒机的检测、清洗消毒器及其效果的监测参照第三章第一节"清洗质量及效果的监测"。

4. 手卫生和环境消毒质量监测

每季度对内镜室医务人员的手卫生消毒效果及诊疗室、清洗消毒室的环境消毒效果进行监测。

三、注意事项

1. 酸性氧化电位水应在每次使用前，在使用现场酸性氧化电位水出水口处分别测定 pH、有效氯浓度和氧化还原电位。

2. 使用中对消毒液染菌量进行监测时，以临更换前监测为宜，不同种类消毒液各取样一份送检。

3. 内镜消毒质量监测采样时间为清洗消毒(灭菌)后、使用前。

4. 当怀疑医院感染与内镜诊疗操作相关时,应进行致病性微生物检测。

四、常见问题及解答

1. 消毒内镜日常质控监测记录包括哪些内容?

答:应记录每条内镜的使用及清洗消毒情况,包括诊疗日期、患者标识与内镜编号、清洗消毒的起止时间以及操作人员姓名等。

2. 不同系统内镜都需要分别配备清洗设备吗?

答:不同系统内镜应分别配备清洗设备。清洗过程会有残留细菌的污染,考虑到不同系统的镜子污染的细菌种类不同,其对常用消毒剂抵抗力也不同,一旦交叉污染可能会造成感染,《软式内镜清洗消毒技术规范》(WS 507—2016)要求不同系统内镜应分别配备清洗设备。特别是支气管镜可能污染的结核分枝杆菌对戊二醛抵抗力较强,与消化道内镜一同清洗易发生交叉污染。

3. 胃镜和肠镜是否可以在一套清洗消毒设备里进行消毒?

答:《软式内镜清洗消毒技术规范》(WS 507—2016)规定同一系统的软式内镜可以在一套清洗消毒设备里处理,但有条件的医院,建议胃镜、肠镜分别在不同的清洗消毒设备中进行处理。

4. 胃镜、肠镜诊疗可以不用分室进行吗?

答:胃镜、肠镜同为消化系统使用的内镜,其诊疗工作可以不用分室。有的患者需要同时做无痛胃镜及肠镜的,可以一次麻醉同一时间段检查。

5. 不同系统的内镜诊疗工作要分室,清洗消毒不用分室吗?

答:规范没有明确要求不同系统的内镜清洗消毒要分室,但考虑到支气管镜可能存在结核污染风险,有条件时建议气管镜的清洗消毒室单独设置。条件不具备时洗消可以放在一个房间,但不同系统(如呼吸、消化系统)软式内镜的清洗槽、内镜自动清洗消毒机应分开设置和使用。同时必须做好清洗消毒室工作人员职业防护、房间通风换气。强烈建议支气管镜检查的等待区也能够与其他区域分开。

6. 内镜是否每次清洗前都需要进行测漏?

答:规范没有强制要求每次清洗前进行测漏,而是说"宜每次清洗前测漏;条件不允许时,应至少每天测漏1次"。从保护镜子和保证洗消效果的角度,最好每次清洗前都应进行测漏。

7. 如果自动清洗消毒设备带有测漏、清洗等功能,是否还必须进行手工测漏、手工清洗步骤?

答:测漏的目的是为了及早发现各种原因造成的内镜破损。规范中明确要求内镜清洗消毒流程是先测漏后清洗,因此内镜必须经过先测漏和手工清洗后才能放入机器进行后续流程。另外,由于在测漏时需要旋转大小角度钮,内镜先端向上、下、左、右各个方向弯曲,仔细观察各方向有无气泡冒出,再观察其他部分,才能及时发现管道及外皮的细小漏水情况,而自动清洗消毒机虽然有测漏功能,但不能旋转大小角度钮,因此只有内镜出现较大破损时才能发现,同时自动清洗消毒机的清洗功能不能代替手工清洗,因此建议进行手工测漏、清洗。

8. 低泡医用清洗剂是否仅指多酶清洗剂? 需要监测浓度吗?

答:根据目前医用清洗机的技术发展,适用于软式内镜的医用清洗剂除含酶清洗剂外,非酶清洗剂也开始应用,包括特殊用途(去生物膜或抗菌效果)清洗剂。应该按照产品使用说明书配制清洗剂,没有明文规定要监测清洗剂浓度。

9. 规范中规定"可根据需要选择特殊用途的医用清洗剂,如具有去除生物膜作用的医用清洗剂",如何判断、甄别去生物膜作用的医用清洁剂? 有可参考的报告、标准吗?

答:要求供应商提供清洗剂去除生物膜的检测报告,我国即将发布《医用清洗剂》标准,目前由检测机构鉴定并出具相应的检测报告。

10. 临床上多酶清洗剂一直是感控的问题所在,很多科室做不到一镜一换,仍在重复使用,对此有没有好的解决方案?

答:多酶清洗剂长时间使用后,细菌大量滋生会产生内毒素,内毒素即使通过高水平消毒或常规的压力蒸汽灭菌也难以清除。另外,多酶通常是由淀粉酶、蛋白酶、脂肪酶等组成,一旦稀释至有效作用浓度,除分解有机物外,还会相互作用,如蛋白酶会分解其他的酶(如纤维素酶、淀粉酶等),影响酶液的清洗能力,如果重复使用,再用来清洗另一条镜子,将达不到彻底清洗的效果,进而影响高水平消毒的效果,因此必须按规范要求做到一镜一换。院感染控制科可通过检查每天洗消镜子的数量和消耗的酶液量来进行评估。

11. 清洗刷是清洗每一条镜子后都要消毒,还是每天消毒一次?

答:应该和内镜在一起经过清洗消毒的流程处理,或者单独进行消毒处理。因此清洗刷在清洗每条镜子后都要进行高水平消毒后再使用。

12. 内镜经过规范的手工清洗、漂洗之后是否可以直接使用内镜清洗消毒机进行清洗消毒?

答:可以,但需要强调的是,内镜清洗消毒机的使用应按照机器的全部程序进行,不能只是用消毒程序。

13. 如何理解及执行"消毒内镜数量达到规定数量的一半后,应在每条内镜消毒前进行测定"?

答:对于产品使用说明书规定消毒内镜数量的消毒剂,按照要求消毒数量达到规定数量一半后,每根镜子消毒前进行浓度监测。但大多数消毒剂产品说明书未写明,通常可以通过使用天数进行大致折算,比如,说明书注明可以连续使用14天的,使用达7天则每根镜子消毒前进行测试。当然,还需结合消毒数量及以往监测结果。如果消毒镜子数量很大,常有浓度监测不合格的情况,还需根据浓度监测具体消毒多少根镜子后需要在每根镜子消毒前测试浓度。

14.《软式内镜清洗消毒技术规范》6.1.4中注意事项"清洗剂和消毒剂的作用时间……确诊或疑似分枝杆菌感染患者使用过的内镜及附件,其消毒时间应遵循产品的使用说明。"实际操作中并不能明确每个患者是否是分枝杆菌感染者,如何执行此条款? 如果为多重耐药菌患者使用后的内镜,该怎么处理?

答:临床只要诊断分枝杆菌感染或疑似感染的,均按此规定执行。如果为多重耐药菌患者使用后的内镜,应按照规范清洗消毒,不需要特别处理。多重耐药菌的耐药机理和化学消毒剂的杀灭原理没有直接关系,前者属于生物阻断抑制,后者属于化学反应灭活。

15. 对于乙肝、丙肝、艾滋病、梅毒血清四项"阳性病人"或确诊分枝杆菌感染的病人所使用的内镜,是否需要遵循先消毒—再清洗—再消毒的流程?

答:规范里没有要求患者做内镜之前一定要做"血清四项",因为少部分患者可能处于窗口期,即使做检验也无法完全排除病人是否携带某种病原体,因此按照标准预防的原则,应将每位接受内镜诊疗的患者视为一个潜在的传染源,对每条内镜及附件每次使用后都采用同样高水平消毒或灭菌的流程。

对所有患者使用后的内镜一视同仁,采取同样的洗消流程,即先清洗再消毒(朊病毒、气性坏疽及突发原因不明的传染病病原体污染的内镜除外),同时采取同样的职业防护措施。

另外,如果患者已确诊感染分枝杆菌,应按空气飞沫传播途径进行工作人员的职业防护,同时按产品说明书的要求进行消毒。

16. 在规范中对戊二醛、酸化水等有消毒时间的描述,但部分产品说明书中建议的时间长于规范中的要求,应该遵循哪个时间?

答:消毒剂的使用必须遵循产品说明书的要求。

17. 规范上要求消毒剂使用遵循产品说明书的要求,而部分厂家工作人员的回复为"参考国家规范",临床工作中应如何处理?

答:请厂家提供正式的消毒产品说明书。同时消毒剂说明书应按照《消毒产品标签说明书管理规范》进行编制,必须包括使用范围和具体使用方法、注意事项。

18. 规范 5.3.9 中规定内镜自动清洗消毒机应具备自身消毒功能,宜具备测漏、水过滤、干燥、数据打印等功能,科室之前购买的内镜自动清洗消毒机没有自身消毒功能,是否可以继续使用?

答:内镜清洗消毒机没有自身消毒功能,使用中存在交叉污染的风险,按新规范的要求不能继续使用。

19. 如何进一步提高十二指肠镜的消毒质量?

答:2013—2015 年美国出现了与软式内镜(ERCP)相关的耐碳青霉烯类肠杆菌科细菌(CRE)暴发,也就是说十二指肠镜导致部分患者感染 CRE,因此美国食品药品监督管理局(FDA)提出了几项补充措施:

① 微生物培养:每次、每周或每月一次,或内镜使用一定次数后培养。

② 清洗和高水平消毒后环氧乙烷灭菌。

③ 清洗和高水平消毒后进行化学灭菌剂处理。

④ 第一次高水平消毒后重复进行高水平消毒。

建议使用十二指肠镜的医疗机构根据自身实际情况采用以上一项或多项措施。严格落实规范中全部流程和环节的要求是保证内镜清洗消毒质量的关键。

20. 使用纤维电子喉镜进行检查时有可能接触破损喉黏膜,针对此类内镜是否需要在使用前进行灭菌处理?

答:规范很难对临床内镜诊疗活动中使用软式内镜进行预估,但要掌握一个原则:"进入人体无菌组织、器官,或接触破损皮肤、破损黏膜的软式内镜及附件应进行灭菌。用于检查的内镜要高水平消毒,但用于治疗、手术的内镜应灭菌。"

21. 注水瓶中的水为什么要求要灭菌?

答:注水瓶中的水通过送水管道冲洗消化道黏膜时,可能直接接触非完整的黏膜,因此要求灭菌。

22. 为什么将≤10 cfu/100 ml 定位为内镜终末漂洗纯化水的标准?

答:不大于 10 cfu/100 ml 是对经孔径≤0.2 μm 滤膜过滤的、用于终末漂洗的纯化水的细菌数要求,依据来自《清洗消毒器》(ISO 15883)第 4 部分中"对高水平消毒后器械的漂洗水的细菌数控制要求"。

23. 规范中规定"必要时对纯化水或无菌水做微生物学检测",应如何采集?

答:用酒精消毒采样口,最好消毒两次,待酒精完全挥发后采样。打开采样口,让液体持续流出 30~60 s,至少采样 50 ml,采样过程严格执行无菌操作,采样后 4 h 内送检,采用滤膜法进行检测。

24. 能否使用生理盐水代替纯化水进行终末漂洗?

答:不能使用生理盐水代替,应使用≤0.2 μm 过滤膜过滤后的纯化水进行终末漂洗。因为生理盐水中的氯化钠会对镜子产生腐蚀作用,并且容易结晶而导致内镜堵塞。

25. 规范中用 75%~95% 乙醇或异丙醇灌注所有管道,如果内镜终末漂洗、吹干之后马上用于患者,是否一定要求酒精吹干? 还是只需将每天最后一次消毒的内镜酒精吹干即可?

答:每次终末漂洗后用 75%~95% 乙醇或异丙醇灌注所有管道,然后使用压力气枪吹干。酒精可促进干燥,国外已有的规范大多也要求内镜每次终末漂洗后用酒精灌注。

26. 规范中规定"将内镜、按钮和阀门置于铺设无菌巾的专用干燥台。无菌巾应每 4 h 更换 1 次。"在操作过程中,无菌巾实际无法保持无菌状态,镜子也仅达到高水平消毒,为何仍要求每 4 h 更换一次无菌巾?

答:使用无菌巾的目的是尽可能地减少和避免高水平消毒后的镜子造成二次污染。无菌巾有吸湿作用,经高温灭菌,效果可靠,成本较低,医院容易做到。若不使用无菌巾,无法控制棉布的卫生质量。无菌巾在使用中不可避免地要潮湿,时间过长,容易滋生细菌,对镜子造成 2 次污染,因此应每 4 h 更换一次,另外,无菌巾在使用过程中太潮湿时即使不到 4 h 也要及时更换。

27. 灭菌后的内镜进行干燥时,对于干燥台应执行什么标准,能否与高水平消毒的内镜共用一个干燥台?

答:可与高水平消毒的内镜共用干燥台,但是无论是常规高水平消毒的内镜还是灭菌处理的内镜,干燥台上都应该铺设无菌治疗巾。用于灭菌内镜干燥的无菌巾应一镜一换。

28. 如果内镜储存在有紫外线灯照射的镜柜,第二天使用前是否仍需要重新消毒?

答:镜柜中安装的紫外线是用于消毒柜内空气的,如果紫外线直接照射内镜,会对镜子造成损害。同时,内镜的内表面是无法通过紫外线照射消毒的。规范要求镜子第二天使用前都要重新消毒。

29.《软式内镜清洗消毒技术规范》6.5.1 中"内镜干燥后应储存于内镜与附件储存库(柜)内,镜体应悬挂,弯角固定钮应置于自由位,并将取下的各类按钮和阀门单独储存。"如有水平存放的储存系统带有 0.1 μm 空气过滤系统可干燥内镜,可否在临床使用?

答:一般来说,内镜以悬挂储存来减少内镜内表面水分的残留及细菌的滋生。新的内镜储存系统如有水平存放的储存系统带有 0.1 μm 空气过滤系统可干燥内镜,当然可以使用,应遵循产品说明书要求使用。

30. 关于内镜第二天使用前再消毒问题,国内外一直有争论,对于存放在恒温、恒湿、洁净循环风储存柜内的内镜是否也要进行再消毒处理?

答:内镜第二天使用前是否要再次消毒,与消毒方法、干燥方法和储存方法等因素有关,在恒温、恒湿、洁净循环风储存柜内的内镜是否再消毒处理,应遵循产品说明书执行。

31. 软式内镜消毒合格评价标准是什么?什么情况下进行致病性微生物检测?

答:消毒合格标准是菌落总数≤20 cfu/件,当怀疑医院感染与内镜诊疗操作相关时,应进行致病性微生物检测。

32. 对诊疗室、清洗消毒室的环境消毒效果进行监测,标准参照哪一类环境?

答:普通诊疗室参照Ⅲ类环境要求进行环境物表监测与评价,内镜下手术诊疗环境按Ⅱ类环境要求进行环境物表监测与评价,空气平皿布点方法为:室内面积≤30 m² 摆放 3 块空气培养皿,房间对角成直线摆放;室内面积＞30 m² 摆放 5 块空气培养皿,房间交叉对角成直线摆放,Ⅱ类环境暴露15 min,Ⅲ类环境暴露 5 min。

33. 如没有微生物限度检测仪,如何对软式内镜消毒效果进行检测?

答:在没有微生物限度检测仪情况下,仍推荐使用 50 ml 中和剂洗脱液进行检测。

倾注法具体操作为:采样液充分混匀后,取 5 ml 样本接种于灭菌平皿,每个样本接种 5 个平皿,再取 1 ml 样本接种于灭菌平皿,每个样本接种 2 个平皿,共接种 7 个平皿。

结果判断:如加样 5 ml 平皿中菌落可计数,菌落总数为 5 个平皿菌落总数之和乘以 2;如 5 ml 平皿不可计数,计数加样 1 ml 平皿的菌落数,菌落总数为平均每皿菌落数乘以 50。

由于软式内镜消毒合格标准为菌落总数≤20 cfu/件,取样量过少会大大降低微生物的检出,出现假阴性。因此,不推荐使用涂抹法和仅使用 1 ml 的样本进行倾注培养的检测方法。

34. 内镜清洗消毒相关记录需要保存吗?

答:内镜清洗消毒机运行参数宜留存打印资料,手工清洗消毒也应有记录,消毒剂浓度监测记录的保存期应≥6 个月,其他监测资料的保存期应≥3 年。

五、参考资料

GB 15982—2012 医院消毒卫生标准

WS/T 367—2012 医疗机构消毒技术规范

WS/T 507—2016 软式内镜清洗消毒技术规范

第五节　医用织物洗涤消毒效果监测

医用织物指医院内可重复使用的纺织品,包括患者使用的衣物、床单、被罩、枕套,工作人员使用的工作服、帽,手术衣,手术铺单,病床隔帘、窗帘以及环境清洁使用的布巾、地巾等。医用织物分为污染织物与清洁织物,污染织物指使用后的织物,分为脏污织物与感染性织物,尤其是感染性织物是医院内被隔离的感染性疾病患者使用后,或者被患者血液、体液、分泌物(不包括汗液)和排泄物等污染,具有潜在生物污染风险的医用织物。医用织物的处理须按《医院医用织物洗涤消毒技术规范》(WS/T 508—2016)执行,为预防医院感染,对医用织物清洗消毒质量定期进行相关监测,正确的监测方法至关重要。

一、监测要求

1. 根据工作需要或怀疑医院感染暴发与医用织物有关时进行监测。

2. 采样时间选择在洗涤消毒后、规定的储存时间内。

二、监测方法

采样方法可选择清洁织物表面的采样和破坏性采样。

1. 随机抽取衣物等清洁织物,将衣物等内侧面对折并使内侧面和外侧面同时暴露,用 5 cm×5 cm 灭菌规格板放在其两面暴露部位的中央或上下两部 25 cm² 的面积范围内,用 1 个浸湿无菌采样液(0.03 mol/L 磷酸盐缓冲液或生理盐水)的棉拭子在规格板内横竖往返各涂擦 5 次,涂擦过程中同时转动棉拭子,连续采样 4 个规格板面积(各采样点不应重复采取),共采集100 cm²,用灭菌剪刀剪去或折断棉签上手接触的部分,将棉拭子放入 10 ml采样液管内送检。

2. 对清洁消毒后的布巾、地巾等物品可选择破坏性采样方法,用无菌的方法剪取 1 cm×3 cm 织物,直接投入 5 ml 含相应中和剂的无菌生理盐水中,及时送检。

三、效果评价

1. 检测方法及结果计算参照本书第三章第二节相关内容。

2. 判断标准分感官指标、物理指标与微生物指标。

(1) 清洁织物外观应整洁、干燥,无异味、异物、破损。

(2) 清洁织物表面的 pH 应达到 6.5~7.5。

(3) 微生物检测菌落总数≤200 cfu/100 cm²,不得检出大肠菌群及金黄色葡萄球菌。

四、常见问题及解答

1. 医用织物如何进行分类收集?

答:① 对脏污织物和感染性织物进行分类收集,收集时应减少抖动。② 确认的感染性织物应在患者床边密闭收集。③ 盛装感染性织物的收集袋(箱)宜为橘红色,有"感染性织物"标识;有条件的医院可使用专用水溶性包装袋。④ 专用水溶性包装袋的装载量不应超过包装袋的三分之二,并应在洗涤、消毒前持续保持密封状态。⑤ 脏污织物宜采用可重复使用的专用布袋或包装箱(桶)收集,也可用一次性专用塑料包装袋盛装;其包装袋和包装箱(桶)应有文字或颜色标识。⑥ 盛装使用后医用织物的包装袋应扎带封口,包装箱(桶)应加盖密闭。⑦ 用于盛装使用后医用织物的专用布袋和包装箱(桶)应一用一清洗消毒;医用织物周转库房或病区暂存场所内使用的专用存放容器应至少一周清洗一次,如遇污染应随时进行消毒处理;使用后的一次性专用塑料包装袋应按医疗废物处理。

2. 对织物采样、送检应注意什么?

答:对衣物等清洁织物样品,可在洗涤消毒等工序完成后于规定的储存时间内采样,送检时间不应超过 4 h。

3. 需要常规进行医用织物洗涤消毒效果监测吗?

答:不需要常规进行医用织物洗涤消毒效果监测。当怀疑医院感染暴发与织物相关时应进行菌落总数和相关指标菌检测。

4. 医用织物洗涤消毒效果监测由谁来做?

答:该项监测主要是了解织物的安全性。可以由感染管理科提出监测要求,由检验科完成采样及检测。有条件的,也可以由感染管理科自己采样并检测。当然,也可以提请第三方检测机构进行检测。

5. 大肠菌群检测需要哪种特定的培养基?怎样进行结果的判断?

答:需要双倍乳糖胆盐发酵管。乳糖胆盐发酵管不产酸不产气,则可报告大肠菌群阴性,若乳糖胆盐发酵管产酸产气,革兰染色为阴性无芽孢杆菌,经鉴定为大肠菌群的,即可报告被检样品检出大肠菌群。

6. 规范要求"微生物检测菌落总数≤200 cfu/100 cm²,不得检出大肠菌群及金黄色葡萄球菌",检测出其他致病菌是否也判不合格?

答:大肠菌群及金黄色葡萄球菌是常见致病菌,但不仅限于此。比如香港玛丽医院就报道过"由于毛霉菌污染织物造成的医院感染暴发"案例,所以,织物外观、干燥、无异味也很重要。

五、参考资料

GB 15982—2012 医院消毒卫生标准

WS/T 367—2012 医疗机构消毒技术规范

WS/T 508—2016 医院医用织物洗涤消毒技术规范

第四章　工作人员手监测

　　医务工作人员的手在医疗保健相关病原体的传播中起到重要作用。Pittet 等人提出了微生物经手传播的循证模型,根据这一模型,医疗保健相关病原体经由医务人员的双手,实现患者与患者之间,患者身体某一部位到另一部位的传播只需要五个连续的步骤:① 微生物存在于患者皮肤或无生命医疗环境中;② 医务人员在诊疗活动中接触定植的对象、物体表面和患者从而被微生物污染双手;③ 微生物在手中繁殖;④ 手卫生操作不当致双手污染,医务人员未进行手卫生,或未进行完整的手卫生操作,或使用不合适的手卫生产品;⑤ 医务人员污染的双手与病人或病人环境发生直接接触,从而造成交叉传播。这一传播途径可以通过手卫生打破,所以医务人员的手卫生及消毒效果必须受到关注。医务人员的手监测包括 2 个部分:第一是对洗手或速干手消毒效果进行监测;第二是对手卫生的依从性进行监测。前者是效果监测,后者是过程监测。

第一节　手和皮肤消毒效果监测

一、手消毒效果监测

1. 监测要求

（1）监测频率:每季度。

（2）监测部门:手术部(室)、产房、导管室、洁净层流病房、骨髓移植病房、器官移植病区、重症监护病房、新生儿室、母婴同室、血液透析中心(室)、烧伤病区、感染性疾病病区、口腔科、内镜中心(室)等部门。

（3）当怀疑医院感染暴发与医务人员手卫生有关时,应及时进行监测,并进行相应致病性微生物的检测,采样时机为工作中随机采样。

2. 采样时间

采取手卫生后,在接触患者、进行诊疗活动前采样。

3. 采样方法

（1）倾注培养法:被检者五指并拢,将浸有 0.03 mol/L 磷酸盐缓冲液或生理盐水采样液棉拭子一支,在双手指曲面从指根到指端往返涂擦各两次,一只手涂擦面积约 30 cm²,涂擦过程中同时转动采样棉拭子,剪去手接触部分,将棉拭子放入装有 10 ml 无菌采样液试管内,及时送检。采样面积按平方厘米(cm²)计算。若采样时手上有消毒剂残留,采样液应含相应中和剂。

（2）涂抹培养法：检测时把采样管充分振荡后，分别取不同稀释倍数的洗脱液 0.2 ml 接种于两份普通琼脂平板的表面，用灭菌 L 棒涂抹均匀，放置 36 ℃±1 ℃恒温箱培养 48 h，计数菌落数。

4. 检测方法

将采样管在混匀器上振荡 20 秒或用力敲打 80 次，用无菌吸管吸取 1.0 ml 待检样品接种于灭菌平皿，每一样本接种 2 个平皿，平皿内加入已熔化的 45～48℃的营养琼脂 15～18 ml，边倾注边摇匀，待琼脂凝固，置（36±1）℃温箱培养 48 h，计数菌落数。

菌落总数计算方法：

$$菌落总数(cfu/cm^2) = \frac{平均每皿菌落数 \times 稀释倍数}{采样面积(cm^2)}$$

5. 手卫生合格的判断标准

（1）卫生手消毒，监测的细菌菌落总数应≤10 cfu/cm^2。

（2）外科手消毒，监测的细菌菌落总数应≤5 cfu/cm^2。

二、皮肤消毒效果监测

1. 采样时间

按照产品使用说明规定的作用时间，达到消毒效果后及时采样。

2. 采样方法

用 5 cm×5 cm 的灭菌规格板，放在被检皮肤处，用浸有含相应中和剂的无菌洗脱液的棉拭子 1 支，在规格板内横竖往返均匀涂擦各 5 次，并随之转动棉拭子，剪去手接触部位后，将棉拭子投入 10 ml 含相应中和剂的无菌洗脱液的试管内，及时送检。不规则的皮肤处可用棉拭子直接涂擦采样。

3. 检测方法

将采样管在混匀器上振荡 20 s 或用力振打 80 次，用无菌吸管吸取 1.0 ml 待检样品接种于灭菌平皿，每一样本接种 2 个平皿，平皿内加入已熔化的 45～48℃的营养琼脂 15～18 ml，边倾注边摇匀，待琼脂凝固，置（36±1）℃温箱培养 48 h，计数菌落数[3]。

$$菌落总数(cfu/cm^2) = \frac{平均每皿菌落数 \times 稀释倍数}{采样面积(cm^2)}$$

4. 结果判定

细菌菌落总数应≤5 cfu/cm^2。

5. 注意事项

采样皮肤表面不足 5 cm×5 cm，可用相应面积的规格板采样。

三、常见问题及解答

1. 手消毒效果监测采样时间是什么时候？该项监测有何意义？

答：手消毒后，在接触患者、进行诊疗活动前。其监测目的是消毒剂的消毒效果。从实际工作而言,选择1~2个重点部门开展该监测来了解消毒剂的消毒效果即可。手卫生规范中明确要求的定期在多个重点部门开展的监测意义不大,主要起到提醒医务人员做好手卫生的作用。相比较而言,手卫生依从性的监测更能起到提醒作用。

2. 商场购买的洗手液可以使用吗?

答:商场的洗手液如果符合国家相关规定要求,有有效证标记或编号、生产日期和保质期、产品性能等;并且在购买时查看包装标准,包括产品名称、商标、执行标准号、包装完好,且包装上字迹印刷清晰、泵头结实、无漏液的,可以使用。目前,市场上推出的洗手液主要有普通洗手液和抗(抑)菌洗手液两大类,分别执行的是 QB/T2654—2004《洗手液》和 GB1988.1—2005《特种洗手液》标准,并未有医用和家用之分。

3. 手卫生采样中一根棉签采多少面积?

答:一根棉签采集两只手,每只手从手指的指根到指尖部分,共计 60 cm²(每只手 30 cm²)。

4. 手卫生采样中"双手指曲面从指根到指端往返涂擦各两次"如何理解?

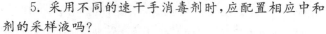

答:如图虚线箭头所示。在五个手指指曲面从指根到指端。不需要涂擦掌心及掌背。

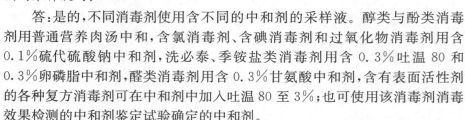

5. 采用不同的速干手消毒剂时,应配置相应中和剂的采样液吗?

答:是的,不同消毒剂使用含不同的中和剂的采样液。醇类与酚类消毒剂用普通营养肉汤中和,含氯消毒剂、含碘消毒剂和过氧化物消毒剂用含 0.1%硫代硫酸钠中和剂,洗必泰、季铵盐类消毒剂用含 0.3%吐温 80 和 0.3%卵磷脂中和剂,醛类消毒剂用含 0.3%甘氨酸中和剂,含有表面活性剂的各种复方消毒剂可在中和剂中加入吐温 80 至 3%;也可使用该消毒剂消毒效果检测的中和剂鉴定试验确定的中和剂。

6. 工作人员手采用流动水及皂液进行手卫生可否作为卫生手采样?

答:不提倡! 主要是由于手卫生规范中没有流动水洗手的合格标准,只有卫生手消毒的合格标准。而且洗手液、流动水等影响因素较多,结果判断上存在一定难度。但作为实际工作监测也是可以的,可以参照卫生手消毒的标准,用来了解手卫生情况并起到提醒作用。但对于不合格的结果应加以分析,如流动水是否存在问题,皂液是否被污染等。

7. 用皂液流动水洗手工作人员手采样需要加中和剂吗?

答:流动水皂液洗手的采样液为生理盐水,无需添加中和剂。

四、参考资料

WS/T 313—2019 医务人员手卫生规范

GB 15982—2012 医院消毒卫生标准

WS/T 367—2012 医疗机构消毒技术规范

第二节　手卫生依从性监测

世界卫生组织 WHO 推荐采用"手卫生的 5 个时刻"对医务人员诊疗活动中的手卫生操作进行直接的观察。手卫生观察的目的是得到医务工作者洗手依从性的等级。监测的结果将帮助管理者迅速找到最适宜的手卫生改进方法，从而进行教育和培训。观察的结果（手卫生依从性率）将反馈给医务工作者，它代表了目前医院内医务人员手卫生的情况，并显示出需要改进的地方。同时将手卫生依从性的跟踪数据与基线数据进行比较，将得到手卫生促进活动开展后医务人员手卫生的实际改进效果。通过循序渐进的方式，提高医务人员的手卫生意识，促进手卫生依从性，最终实现保护患者安全的目标。手卫生依从性的监测方法参考世界卫生组织 WHO 的手卫生观察工具[1]。

一、监测要求

医疗机构可每年、每季度或每月对病区、门诊、急诊开展有计划的手卫生依从性监测，也可以在每年大型手卫生活动的前后对全院分别进行手卫生依从性的基线调查和跟踪调查。将跟踪调查的结果与基线调查的进行比较，可以从侧面反应手卫生促进活动的效果。

二、监测方法

1. 观测者应采用直接观察的方法对医务人员诊疗活动中的手卫生依从性进行监测。

2. 监测的标准应依据世界卫生组织提出的"手卫生 5 时刻"，其中包括：接触患者前、无菌/清洁操作前、可能接触患者的体液血液和分泌物后、接触患者后、接触患者环境后。

3. 观测者开始监测前，应先向被观察的科室或部门主动介绍自己和即将开展的监测。

4. 开始监测时，应先填写表格的表头内容，其中包括：医疗机构的名称、调查的类型、调查季、病区、科室、部门、调查日期、观测者的姓名、调查开始的时间，如果有需要还可填写城市的名称、国家的名称。观测者应在整个观测活动结束后，再填写观察的结束时间和总观测时间。

5. 调查表共有 4 竖列，观测者可以根据职业类型将医务人员进行分类，每1 列代表一类医务人员类型，并填写在"工作职务"一栏，如医生、护士、保洁人员、外来人员。观测者也可以在一次调查中只关注一类医务人员，并依据其职称做更细的分类。如，只观测护士，将其分为实习护士、初级护士、中级护士、主管护士。编码为医务人员的职业编码，如 1.1 护士、1.2 助产士、1.3 医学生等。

6. 调查表每列包含 8 个手卫生机会,观测者根据医务人员的诊疗活动进行填写。当出现手卫生指征(如接触病人后),此时医务人员需要进行手卫生,即成为一个手卫生机会。一位医务人员在一次完整的的诊疗活动中可能出现多个手卫生机会(将在"五、常见问题及解答"中给出更详细的解释),所以手卫生机会和观测人数并非一一对应,观测者应在每观测到一位医务人员,即在"人数"一栏中划一竖杠。实际观测的人数为所划竖杠的总数。

7. 观测者在观察医务人员诊疗活动时,应立即将具体的诊疗活动归类为某一手卫生指征。如观测到医务人员正在给患者伤口换药,出现的手卫生指征为"可能接触患者的体液血液和分泌物后",应在"洗手指征"一栏中勾取"暴露后",此时也定义一个手卫生机会。

8. 接着观测者应观察医务人员在完成换药后是否立即进行手卫生。若医务人员立即使用了皂液和流动水进行洗手。观测者应在"操作"一栏中勾取水洗,它代表手卫生结果为阳性。

9. 若医务人员立即使用速干手消毒剂进行手部的揉搓。观测者应在"操作"一栏中勾取手消毒,它代表手卫生结果为阳性。

10. 若医务人员接着为另一床的患者换药,中间未进行手卫生。观测者应在"操作"一栏中勾取"无",它代表手卫生结果为阴性。

11. 判断此时需要手卫生的依据,即此时存在将患者 A 的定植或感染的微生物传播给患者 B 的可能,或者将患者 A 身体某部位的定植或感染的微生物传递其宜感染的部位。

12. 若医务人员接着为另一床的患者换药,中间未进行手卫生,但更换了手套。观测者应在"操作"一栏中勾取"无",并勾取"手套"。因为医务人员往往存在错误的概念,认为戴手套可以代替手卫生。

13. 医务人员在进行手卫生的过程中若采用"六步洗手法"并且手部揉搓时间达到 15 s,观测者应判断其手卫生正确,在"操作"一栏中勾取"正确"。

14. 若医务人员接着为另一床的患者换药,中间采取了手卫生,那么第一个手卫机会即出现两个指征。因为医务人员为第二位患者换药的操作,即为"无菌/清洁操作前"。观测者应在"洗手指征"一栏中同时勾取"暴露后"和"无菌/清洁操作前"。这种情况即为多个指征对应一个机会。

15. 医务人员为第二位患者换药结束后进行手卫生,则定义为第二个手卫生机会,其手卫生指征为"暴露后"。

16. 观测者不应记录其他来源于医务人员的习惯或无意识动作的手卫生指征,如扶正眼镜或将一缕头发梳到脑后。事实上这些都是他们无意识的行为,不应被记录下来作为手卫生指征。只有一个例外,那就是他们某个习惯性的行为破坏了无菌防护措施,这样的操作应被记录下来。

17. 观测者不可以在一个洗手机会中同时勾取"接触患者后"和"接触环

境后"这两个指征。

18．一次观察的持续时间通常在(20±10)分钟。

19．如果能够观察到医务人员的完整操作，观测者同一时间最多观察3位医务人员。

三、手卫生依从性调查表(表4-1)

表4-1　手卫生依从性监测表

医疗机构：		调查类型：		调查季：	
病区：		调查日期：		观察者：	
科室：		开始/结束：		页数：	
部门：		时间(分钟)：		城市：	
国家：					

职业类型		职业类型		职业类型		职业类型	
编码		编码		编码		编码	
人数		人数		人数		人数	

机会	手卫生指征	操作	机会	手卫生指征	操作	机会	手卫生指征	操作	机会	手卫生指征	操作
1	□病人前 □无菌操作前 □暴露后 □病人后 □病人环境后	□手消毒 □水洗 ○无 ○手套 □正确	1	□病人前 □无菌操作前 □暴露后 □病人后 □病人环境后	□手消毒 □水洗 ○无 ○手套 □正确	1	□病人前 □无菌操作前 □暴露后 □病人后 □病人环境后	□手消毒 □水洗 ○无 ○手套 □正确	1	□病人前 □无菌操作前 □暴露后 □病人后 □病人环境后	□手消毒 □水洗 ○无 ○手套 □正确
2	□病人前 □无菌操作前 □暴露后 □病人后 □病人环境后	□手消毒 □水洗 ○无 ○手套 □正确	2	□病人前 □无菌操作前 □暴露后 □病人后 □病人环境后	□手消毒 □水洗 ○无 ○手套 □正确	2	□病人前 □无菌操作前 □暴露后 □病人后 □病人环境后	□手消毒 □水洗 ○无 ○手套 □正确	2	□病人前 □无菌操作前 □暴露后 □病人后 □病人环境后	□手消毒 □水洗 ○无 ○手套 □正确
3	□病人前 □无菌操作前 □暴露后 □病人后 □病人环境后	□手消毒 □水洗 ○无 ○手套 □正确	3	□病人前 □无菌操作前 □暴露后 □病人后 □病人环境后	□手消毒 □水洗 ○无 ○手套 □正确	3	□病人前 □无菌操作前 □暴露后 □病人后 □病人环境后	□手消毒 □水洗 ○无 ○手套 □正确	3	□病人前 □无菌操作前 □暴露后 □病人后 □病人环境后	□手消毒 □水洗 ○无 ○手套 □正确
4	□病人前 □无菌操作前 □暴露后 □病人后 □病人环境后	□手消毒 □水洗 ○无 ○手套 □正确	4	□病人前 □无菌操作前 □暴露后 □病人后 □病人环境后	□手消毒 □水洗 ○无 ○手套 □正确	4	□病人前 □无菌操作前 □暴露后 □病人后 □病人环境后	□手消毒 □水洗 ○无 ○手套 □正确	4	□病人前 □无菌操作前 □暴露后 □病人后 □病人环境后	□手消毒 □水洗 ○无 ○手套 □正确
5	□病人前 □无菌操作前 □暴露后 □病人后 □病人环境后	□手消毒 □水洗 ○无 ○手套 □正确	5	□病人前 □无菌操作前 □暴露后 □病人后 □病人环境后	□手消毒 □水洗 ○无 ○手套 □正确	5	□病人前 □无菌操作前 □暴露后 □病人后 □病人环境后	□手消毒 □水洗 ○无 ○手套 □正确	5	□病人前 □无菌操作前 □暴露后 □病人后 □病人环境后	□手消毒 □水洗 ○无 ○手套 □正确
6	□病人前 □无菌操作前 □暴露后 □病人后 □病人环境后	□手消毒 □水洗 ○无 ○手套 □正确	6	□病人前 □无菌操作前 □暴露后 □病人后 □病人环境后	□手消毒 □水洗 ○无 ○手套 □正确	6	□病人前 □无菌操作前 □暴露后 □病人后 □病人环境后	□手消毒 □水洗 ○无 ○手套 □正确	6	□病人前 □无菌操作前 □暴露后 □病人后 □病人环境后	□手消毒 □水洗 ○无 ○手套 □正确
7	□病人前 □无菌操作前 □暴露后 □病人后 □病人环境后	□手消毒 □水洗 ○无 ○手套 □正确	7	□病人前 □无菌操作前 □暴露后 □病人后 □病人环境后	□手消毒 □水洗 ○无 ○手套 □正确	7	□病人前 □无菌操作前 □暴露后 □病人后 □病人环境后	□手消毒 □水洗 ○无 ○手套 □正确	7	□病人前 □无菌操作前 □暴露后 □病人后 □病人环境后	□手消毒 □水洗 ○无 ○手套 □正确
8	□病人前 □无菌操作前 □暴露后 □病人后 □病人环境后	□手消毒 □水洗 ○无 ○手套 □正确	8	□病人前 □无菌操作前 □暴露后 □病人后 □病人环境后	□手消毒 □水洗 ○无 ○手套 □正确	8	□病人前 □无菌操作前 □暴露后 □病人后 □病人环境后	□手消毒 □水洗 ○无 ○手套 □正确	8	□病人前 □无菌操作前 □暴露后 □病人后 □病人环境后	□手消毒 □水洗 ○无 ○手套 □正确

注1："病人前"指接触病人前；"无菌操作前"指无菌/清洁操作前；"暴露后"指可能接触患者体液、血液、分泌物后；"病人后"指接触病人后；"病人环境后"指接触病人环境后。

注2："手消毒"指手卫生采用速干手消毒剂揉搓；"水洗"指手卫生采用皂液和流动水洗手；"无"指未进行手卫生。

四、手卫生依从性率的计算

手卫生依从性率指的是某科室、某部门或整个医院在一次大型调查或一次单独调查后，所有医务人员的手卫生机会中进行手卫生的次数。它直接反映了当下医务人员手卫生情况，以及手卫生意识。我们可以在手卫生促进活动开展前、开展后分别进行全院的手卫生依从性基线调查和跟踪调查，从而得到医务人员手卫生依从性的基线值和跟踪值。将基线值和跟踪值进行比较，即可了解医务人员在促进活动后手卫生状况是否得到改善。

$$手卫生依从性率 = \frac{实际手卫生执行次数}{应执行手卫生次数} \times 100\%$$

同时，监测者还可以根据医务人员职业类型进行计算，得到某类医务人员整体的手卫生依从性，如医生的依从性、护士的依从性。从而在职业类型的角度上进行比较。另一方面，监测者如果想具体了解医务人员不同手卫生指征的操作情况，还可以根据手卫生指征进行计算。

为了方便读者的理解，我们将根据医务人员职业类型计算手卫生依从性的方法列于表 4－2 中，将根据手卫生指征计算不同指征的手卫生依从性方法列于表 4－3 中。读者需要注意的是：一次调查所有医务人员的依从性，为各职业类型依从性的总和；但不是所有手卫生指征依从性的总和。因为一个手卫生机会可能包括多个手卫生指征。

表 4－2　手卫生依从性率计算表

医院：			调查季：			科室：								
职业类型：			职业类型：			职业类型：			职业类型：			总计：		
调查	机会	水洗	手消毒	机会	水洗	手消毒	机会	水洗	手消毒	机会	水洗	手消毒	机会	水洗	手消毒
1															
2															
3															
4															
5															
6															
7															
8															
9															
10															
11															
12															
13															
14															
15															
16															
17															
18															
19															
20															
总计	n_1	n_2	n_3	n_1	n_2	n_3	n_1	n_2	n_3	n_1	n_2	n_3	n_1	n_2	n_3

注："机会"指手卫生机会；"水洗"指使用皂液和流动水洗手；"手消毒"指使用速干手消毒剂揉搓双手。

手卫生依从性率$=\dfrac{n_2+n_3}{n_1}\times100\%$（$n_1$＝机会总个数；$n_2$＝水洗的总个数；$n_3$＝手消毒的总个数）

表4-2使用说明

1. 在表格第一行记录调查的类型和调查的日期。调查类型分为基线调查和跟踪调查，便于日后对数据进行比较。

2. 统计不同类型的医务工作者在每次调查中的结果。在"职业类型"栏中分别填写本次调查的医务人员职业类型，如医生、护士、保洁人员、外来人员。每一列代表一类医务人员的手卫生情况。

（1）每观察到一个洗手机会就在"机会"一栏中划"I"，代表一次。将一竖栏中所有的"I"加起来就得到总的手卫生机会，填在相应的方框中。

（2）在每个手卫生机会的后面记录相应的操作，分为"水洗"和"手消毒"，如上所述，如果有实际的手卫生操作就在相应的方框中划"I"，没有操作的则不填。最后计算总的手卫生操作（水洗＋手消毒），填写在相应的方框中。手卫生操作总次数除以手卫生机会就得到某一类型医务人员手卫生依从性率。

（3）如上所述记录每种类型的医务工作者手卫生机会和操作情况。

（4）最后将所有类型的医务人员的手卫生机会和手卫生操作总计，即可计算本科室本次调查的洗手依从性率。

注："机会"指手卫生机会，多个手卫生指征可能对应一个手卫生机会。此表格中无需记录洗手指征的个数。

表4-3　不同手卫生指征的手卫生依从性率计算

	医院：		调查季：		科室：					
调查	接触患者前		进行清洁/无菌操作前		可能暴露后		接触患者后		接触患者环境后	
	机会 水洗 手消毒	机会 水洗 手消毒	机会 水洗 手消毒	机会 水洗 手消毒	机会 水洗 手消毒
1					
2					
3					
4					
5					
6					
7					
8					
9					
10					
11					
12					
13					
14					
15					
16					
17					
18					

19															
20															
总计	n_1	n_2	n_3	n_1	n_2	n_3	n_1	n_2	n_3	n_1	n_2	n_3	n_1	n_2	n_3

注:"可能暴露后":可能接触患者体液、血液、分泌物后。

"指征"指手卫生指征;"水洗"指使用皂液和流动水洗手;"手消毒"指使用速干手消毒剂揉搓双手。

$$某手卫生指征依从性率 = \frac{n_2 + n_3}{n_1} \times 100\%$$

(n_1=某指征的总个数;n_2=水洗的总个数;n_3=手消毒的总个数)

表格4-3使用说明

1. 在表格第一行记录调查的类型和调查的日期。调查类型分为基线调查和跟踪调查,便于日后对数据进行比较。

2. 如果多个手卫生指征对应一个手卫生机会,每个指征应分别记录,并记录其手卫生操作结果。如手卫生指征为"接触患者前,接触患者环境后",结果为"水洗";应当在"接触患者前"栏下划"I",在其对应的手卫生操作"水洗"一栏下划"I",再在"接触患者环境后"栏下划"I",并在其对应的手卫生操作"水洗"一栏下划"I"。

3. 记录每个手卫生指征的手卫生操作结果:

(1)每一个手卫生指征应在在其对应的描述下划"I",并在总计中计算某一手卫生指征"I"的总数。

(2)在对应的手卫生指征后记录手卫生操作"水洗"或"手消毒",在其对应的方框中划"I",最后计算总的手卫生操作次数(水洗+手消毒)。

(3)分别记录每种手卫生指征的结果,最后统计每种手卫生指征的依从性率。

4. 在"计算"一栏用总的手卫生操作次数除以某一手卫生指征的总个数,即得到某一指征的手卫生依从性结果。

五、常见问题及解答

1. 手卫生监测的目的是什么?

答:手卫生监测的主要目的是确定医务人员手卫生依从性的等级,了解在特定时刻手卫生实施的方法和设施。在干预措施实施的前后进行手卫生监测,不仅能够了解医务人员手卫生依从性,同时也可以评估干预措施的效果。

2. 手卫生监测为什么采用直接观测法?

答:手卫生监测的方法推荐采用直接观察的方式,即直接观察医务人员日常护理操作中的手卫生状况。虽然此方法存在霍桑效应,可能无法给出最真实的情况,但世界卫生组织仍建议采用此方法,因为医务人员在感觉到被观察时会注意的自己的行为,这同样是一种有效的促进方式,所以以手卫生监测推荐采用直接观察。

3. 手卫生监测的准则是什么？

答：强烈建议数据的采集采用匿名的方式，以保护被观测者的隐私。观测的结果不应被用于对个人工作考核的测评。需要强调的是监测的结果应立即反馈给被观察的医务人员，从而有效的促进手卫生意识的提高。

4. 观测者应具备怎样的素质？

答：观测者最主要的职责是公开客观的观察操作，依据手卫生5时刻采集数据。开展观察前，观测者应接受系统的手卫生培训和手卫生监测方法的培训，从而熟悉手卫生的5个指征，并了解它们的含义，这样在监测过程中才能够准确的识别、区分和解释需要洗手的时刻。同时监测者应具备广泛的临床经验，能将手卫生的概念付诸实践。在监测过程中观测者可以寻找一个适当的时刻向被观察的医务人员介绍自己，并就他们的工作做一个总体的介绍（如，观察医务人员的操作）。观测者通常站在诊疗点的附近，进行观测时，最好在表格背后附一硬板以便于记录。观测者在开展监测前，必须接受系统的手卫生培训和手卫生监测方法的培训。

5. 什么是手卫生指征？什么是手卫生机会？

答：手卫生监测是依据"手卫生的5个时刻"对医务人员的诊疗操作进行观察。"手卫生的5个时刻"也就是手卫生的5个指征，它包括：接触患者前、无菌/清洁操作前、可能接触患者体液血液分泌物后、接触患者后、接触患者环境后。当观测者发现手卫生指征，应立即将它转换为一个手卫生机会并记录下来。往往多个指征对应一个手卫生机会，但至少需要一个指征来定义一个机会。手卫生机会指的是需要通过手卫生来阻断致病菌传播的时机。一个洗手机会对应一个洗手操作。洗手操作可以采用皂液流动水，也可以采用速干手消毒剂。

6. 为什么一位医务人员在一次完整的诊疗活动中可能出现多个手卫生机会？

答：医务人员在实施一项完整的诊疗活动中势必存在多个手卫生机会，例如，医生为患者换药。医生推着操作车来到患者床边，准备为患者换药（指征1：清洁/无菌操作前）。医生先进行手卫生，接着打开换药包，拿出剪刀和棉球对患者的伤口进行换药。换药结束后（指征2：可能接触患者的体液、血液、分泌物后），医生清理换药的材料，接着用皂液流动水洗手，完成整个换药过程。指征1定义第一个洗手机会，而指征2定义第二个洗手机会。以上医生换药的过程，就是一次完整的诊疗活动出现2个手卫生机会的情况。

7. 手卫生的5个时刻在实际医疗活动中分别代表哪些操作？

答：（1）接触患者前：和患者握手，抚摸孩童的额头，搀扶病患移动，为病人戴氧气面罩，进行物理疗法，把脉、测血压、胸部听诊、腹部触诊，记录 ECG

等之前。

（2）无菌/清洁操作前：帮助病人清洁口腔，滴眼药水，清洁创面，伤口换药，皮下注射，静脉插管，导尿管插管，准备食物，配药等之前。

（3）可能接触患者体液、血液、分泌物后：清洁病人口腔，滴眼药水，帮助排泄，清理创面，换药，皮下注射，插管或拔管，清理尿液、粪便、呕吐物，操作一些污染物（绷带、餐巾、尿垫），清洁可见的固体污染物（床单、厕所、尿盆、便盆和医疗设备）等之后。

（4）接触患者后：和患者握手，抚摸孩童的额头，搀扶病患移动，为病人戴氧气面罩，进行物理疗法，把脉、测血压、胸部听诊、腹部触诊，记录 ECG 等之后。

（5）接触患者环境后：在病人下床时换床单，调节灌注速度，处理监测仪报警，扶床把手，依靠床边或床边桌，清洁床边桌等之后。

8. 如何记录手卫生依从性？

答：在记录手卫生依从性表，应注意以下几点：

（1）必须至少观测到一个洗手指征以对应一个洗手机会；

（2）一个洗手机会需有一次手卫生操作；

（3）一个操作可能对应一个以上的洗手指征；

（4）对应洗手机会的洗手操作可能是阳性或阴性；

（5）观测到洗手操作但并未观察到洗手指征，不应记录。

9. 手卫生监测中应注意哪些问题？

答：手卫生观察采用科学的监测方法，它将更加客观、真实的反映医务人员目前的手卫生状况。医务人员主要分为 4 种专业类型：医生、护士、护工和其他医务人员。每个类别可再根据职称进行更细的划分。需要注意的是应根据科室内专业类型比例进行观察。如在某一科室护士所占的劳动力比例为 50%，那么被观察的专业类型中应有 50% 为护士。总的来说，应遵循以下原则：对医务人员进行分类监测；每次监测季采集不少于 200 个手卫生机会的样本；观察与病人直接接触的医务人员的手卫生情况；在 20 分钟的监测时间里（可能大于或小于 10 分钟）根据不同的医务人员专业类型和不同的科室进行监测；请勿同时观察超过三个人以上的医务人员的操作。

10. 手卫生用品消耗量的统计也是依从性的监测吗？

答：手卫生用品消耗量可以从一个侧面了解洗手依从性的情况，比如，现场观察洗手依从性为 90%，但每床日洗手液消耗量为 1 ml，这个 90% 的依从性就要大打折扣了。当然，也需注意，消耗量只是一个方面，不同的科室实际操作次数不同，感染风险不同，也不能一概而论。比如烧伤科病人换药，必须洗手，而且常是数人协同完成换药，操作多，洗手液消耗量大，而内分泌科、免疫科病人相对操作较少。其洗手液消耗量少不能简单认为其洗手依从性差。

11. 医务人员在哪种情况下宜选择速干手消毒剂揉搓代替洗手？哪种情况下首选洗手？

答：当手部没有肉眼可见污染物时，宜选择速干手消毒剂揉搓双手。当手部有肉眼可见的血液或其他污染物时，或当手部暴露于可形成芽孢的致病源时，如艰难梭菌暴发时，用皂液和流动水洗手是首选的。

12. 医务人员在哪些情况应先洗手，再进行卫生手消毒？

答：① 接触患者的血液、体液和分泌物以及被传染性致病微生物污染的物品后；② 直接为传染病患者进行检查、治疗、护理或处理传染患者污物之后。

13. 揉搓过程一定按照顺序进行？

答：不一定。WHO 推荐的六步洗手法是在关注了一般洗手方法中容易忽视的一些部位（如指缝、拇指、指尖、指背等），确保速干手消毒剂或洗手液能在手表面均匀覆盖，以确保手卫生的有效性，但未强调必须按照六步揉搓步骤的顺序进行。六步洗手法的口诀比较符合洗手的习惯，简单宜记而避免遗忘一些步骤。因此，在遵从 WHO 推荐的六步洗手法时，严格地执行每个部位的正确揉搓比是否按照顺序揉搓更为重要。

14. 洗手时，是每个揉搓步骤 15 s，还是六步揉搓共 15 s？

答：洗手时六步揉搓双手至少 15 s。世界卫生组织（WHO）指南建议：使用皂液和流动水洗手的全过程包括打湿、取液、六步揉搓、冲洗、干手共 5 个步骤应花费 40～60 s 完成；使用乙醇类速干手消毒剂卫生手消毒的全过程包括取液、六步揉搓 2 个步骤应花费 20～30 s 完成。我国 WS/T313—2009《医务人员手卫生规范》中规定：认真揉搓双手至少 15 s，应注意清洗双手所有皮肤，包括指背、指尖和指缝。因此洗手时六步揉搓双手至少 15 s，并不是要求每个揉搓步骤 15 s。

15. 戴手套可以取代手卫生吗？

答：不能取代。戴手套的目的有二个，一是保护自己，避免手直接接触血液、体液等，二是保护患者，避免手上的微生物进入患者的无菌组织。但手套在使用过程中可能会有肉眼不易察觉的破损，手有被污染的可能，所以，脱去手套需要进行手卫生。

16. 为什么观测者不可以在一个洗手机会中同时勾取"接触患者后"和"接触环境后"这两个指征？

答：观测者在观察真实的医疗活动时，其实经常会发生医务人员即接触了患者同时也接触了医疗环境。但 WHO 手卫生监测方法不推荐将两者同时勾取在一个手卫生机会中，因为大部分医务人员对"接触环境后"进行手卫生的意识较低，而"接触患者"依从性较好。如果将两者同时勾取，"接触环境后"的依从性会无形被拉高,因为大部分时候医务人员进行手卫生是因为意识到自己刚刚接触了患者,而非接触患者的环境。所以为了得到较准确的医务人员"接触环境后"的依从性,WHO将"接触环境后"和"接触患者后"分开计算。但"接触环境后"仍可以和其他指征同时存在于一个手卫生机会中。

17. 什么是诊疗活动?

答:一系列诊疗活动中医务工作者手接触不同类型物品的表面包括:病人、病人体液、病人周边和诊疗环境中的物体表面。

18. 患者床单元环境包括哪些环境?

答:患者床单元环境包括患者本身和所有目前他专属使用的物件的表面,如病人直接接触或直接与身体连接的所有无生命体的表面(如床扶手、床边桌、床单、椅子、输液管、监控仪、各种旋钮和按钮,以及其他医疗设备)。

19. 医疗护理区包括哪些环境?

答:医疗护理区包括某一病人的病患区以外的所有医疗设施的表面,其中包括其他病人和他们的病患区和整个医疗环境。当出现大量多种致病菌(如多重耐药菌)时需要识别医疗护理区。

六、参考资料

WS/T 313—2019 医务人员手卫生规范

第三节 手卫生体系评价

手卫生体系评价是一个系统性的自我分析表格,用于医疗机构评价自身的手卫生情况,并就目前的情况提出合理的改进方案。它主要根据《WHO手卫生自评框架 2010》进行了翻译和编辑。手卫生体系评价不仅反映医疗机构目前投入的资源情况和取得的成绩,同时也帮助制定计划以达到持续改进。它作为一个检测工具发现需要注意的问题和需要改进的地方。其结果将帮助医疗机构推进手卫生行动。总的来说,此评价将成为推动医疗机构内手卫生计划的催化剂。建议医疗机构每 1~3 年进行一次自我体系评价。

手卫生体系评价分为 5 个内容和 27 项条款(表 4-4~表 4-8)。5 个内容分别反映 WHO 多方式手卫生推进策略的五个方面,再从各个方面选择出重要内容组成各项条款。每项条款都基于现实和专家的意见,最后以问题的形式出现,通过回答"是"与"否"或多项选择的方式完成自评。最后计算五个内容得到的总分,并评为四个等级:不合格、合格、中等、优秀。

不合格:缺少必要的手卫生操作和宣传,需要全面改进。

合格:采取了一些措施,但未达到满意的标准,需要进一步改进。

中等：实施了适当的手卫生清洁，采取了适当的手卫生宣传。现在需要开展长时间的可持续发展的改进计划。

优秀：采取了最适当的手卫生清洁、最适合的手卫生宣传，并在医院内已形成浓厚的手卫生文化。

依据"领军者标准"寻找在卫生医疗机构中适合作为"领军者"的医院，以"领军者"为核心开展有关手卫生的研究、改革和信息共享。获得优秀等级的医疗机构应进行"领军者标准"自评（表4-9）。

表4-4　系统改变

问题	答案	得分	改进方法
1.1 在你们医院如何获得以醇为主的速干手消毒剂？	不可获得	0	参考《病区基础设施调查表》《评估使用或计划引入的醇类速干手消毒剂的耐受性和可接受性的方案》：方法1《实施指南》Ⅱ.1
	可获得，但其有效性[1] 和持久性[2] 未得到验证	0	
	只能在某些科室或非连续性的获得（其有效性和持久性得到验证）	5	
	全院所有科室都可获得，并持续性地提供（其有效性和持久性得到验证）	10	
	全院所有科室都可获得，并设置在大多数科室的护理点（其有效性和持久性得到验证）	30	
	全院所有科室都可获得，并设置在所有科室的护理点[3]（其有效性和持久性得到验证）	50	
1.2 水槽和床的比例	<1：10	0	参考《病区基础设施调查表》《实施指南》Ⅱ.1
	在大多数科室最少为1：10	5	
	在全院所有科室最少为1：10，在隔离室和监护病房为1：1	10	
1.3 是否持续供应连续的清洁流动水？	否	0	《病区基础设施调查表》《实施指南》Ⅱ.1
	是	10	
1.4 每个水槽旁是否供应皂液？	否	0	《病区基础设施调查表》《实施指南》Ⅱ.1
	是	10	
1.5 每个水槽旁是否提供一次性的擦手纸？	否	0	《病区基础设施调查表》《实施指南》Ⅱ.1
	是	10	

问题	答案	得分	改进方法
1.6 是否为连续购买手卫生产品提供预算?	否	0	《实施指南》Ⅱ.1
	是	10	
附加题:行动计划			
如果 1.1~1.6 的得分少于 100 分,请回答以下问题: 是否有实际的计划改进您医院目前的基础设施[6]?	否	0	《基于醇的速干手消毒剂计划和成本计算工具》《当地生产指南:世卫组织推荐的速干手消毒剂配方》《实施指南》
	是	5	

注:总分为 100 分。

表 4-5 培训和教育

问题	答案	得分	WHO 改进方法
2.1 有关医务工作者在您医院的培训:			
2.1a 在您医院医务工作者多长时间接受一次有关手卫生[7]的培训?	从不	0	为培训师,观察员和医务人员举办的教育会议手卫生培训的视频幻灯片随附培训影片手卫生相关的幻灯片《手卫生技术参考手册》《为什么实施手卫生,如何实施以及什么时候实施手册》《实施指南》Ⅱ.2
	最少一次	5	
	对医生和护士或所有的专职人员进行定期培训(每年最少一次)	10	
	对所有的专职人员上岗前进行强制培训,并进行定期培训(每年最少一次)	20	
2.1b 是否有程序来确认所有的医务人员都完成了培训?	否	0	
	是	20	
2.2 对于所有医务人员是否易获得 WHO 的有关文件(www.who.int/gpsc/5may/tools)或者类似的相关文件?			《实施指南》Ⅱ.2
2.2a《WHO 医疗机构手卫生指南:摘要》	否	0	《WHO 医疗机构手卫生指南:摘要》
	是	5	
2.2b《手卫生技术参考手册》	否	0	《手卫生技术参考手册》
	是	5	

续表 4 - 5

问题	答案	得分	WHO 改进方法
2.2c《为什么实施手卫生,如何实施以及什么时候实施手册》	否	0	《为什么实施手卫生,如何实施以及什么时候实施手册》
	是	5	
2.2d《手套使用小手册》	否	0	《手套使用小手册》
	是	5	
2.3 作为培训员是否有足够的专业技术从事有关手卫生教育?	否	0	《WHO 医疗机构手卫生指南》
	是	15	《手卫生技术参考手册》手卫生培训的视频幻灯片随附培训影片
2.4 是否有系统专门负责对手卫生依从性监测员的培训和任命?	否	0	《实施指南》Ⅱ.2 向管理人员宣传手部卫生的信件模板
	是	15	向管理人员传达手卫生计划信件模板行动计划模板
2.5 是否有足够的预算支付手卫生培训?	否	0	
	是	10	

注:总分为100分。

表 4 - 6　评估和反馈

问题	答案	得分	WHO 改进方法
3.1 定期(每年最少一次)以科室为单位进行审计速干手消毒剂、皂液、一次性擦手纸和其它手卫生资源的可用性?	否	0	《病房基础设施调查表》《实施指南》Ⅱ.3
	是	10	
3.2 每年至少一次对医务人员进行以下内容的宣传?			
3.2a. 手卫生的标识	否	0	《医务人员手卫生知识问卷调查表》
	是	5	《实施指南》Ⅱ.3
3.2b. 正确的手卫生方法	否	0	
	是	5	

问题	答案	得分	WHO 改进方法
3.3 间接监测手卫生依从性			
3.3a. 是否定期监测以醇为主的速干手消毒剂的消耗情况(最少每 3 个月一次)?	否	0	《皂液/速干手消毒剂消化调查表》《实施指南》Ⅱ.3
	是	5	
3.3b. 是否定期监测皂液的消耗情况(最少每 3 个月一次)?	否	0	
	是	5	
3.3c. 是否每 1 000 个患者住院日最少消耗 20L 以醇为主的速干手消毒剂?	否(或没计算)	0	
	是	5	
3.4 直接监测手卫生依从性			
3.4a. 多长时间对手卫生依从性进行一次直接观察(参照《WHO 手卫生观察工具》或类似的方法)?	否	0	《WHO 手卫生观察表格》《手卫生技术参考手册》《实施指南》Ⅱ.3
	非定期的	5	
	每年一次	10	
	每三个月或更频繁	15	
3.4b. 依据《WHO 手卫生观察工具》您医院员工的手卫生依从性率为多少?	≤30%	0	《实施指南》Ⅱ.3《观察表格》数据输入分析工具数据输入和分析说明 Epi Info TM 软件 9 数据摘要报告框架
	31%～40%	5	
	41%～50%	10	
	51%～60%	15	
	61%～70%	20	
	71%～80%	25	
	≥81%	30	
3.5 反馈			
3.5a 立即反馈 在手卫生依从性检查季结束后是否立即向医务工作者们进行反馈?	否	0	《实施指南》Ⅱ.3《手卫生依从性计算表格》
	是	5	

问题	答案		得分	WHO 改进方法
3.5b 系统反馈 有关手卫生反馈的数据以及手卫生发展情况的趋势是否定期(至少每 6 个月)汇报给:				
3.5b.i 医务工作者?	否		0	数据摘要报告框架 《实施指南》Ⅱ.3
	是		7.5	
3.5b.ii 医院管理层?	否		0	
	是		7.5	

注:总分为 100 分。

表 4 - 7 工作场所警示标志

问题	答案		得分	WHO 改进方法
4.1 是否将以下警示标志(或当地制作的类似标识)张贴?				《实施指南》Ⅱ.4
4.1a 张贴手卫生的宣传画	无张贴		0	手卫生 5 时刻(宣传画)
	在某些科室或诊疗间张贴		15	
	在大多数科室或诊疗间张贴		20	
	在所有科室或诊疗间张贴		25	
4.1b 张贴正确使用速干手消毒剂的画册	无张贴		0	如何使用速干手消毒剂(宣传画)
	在某些科室或诊疗间张贴		5	
	在大多数科室或诊疗间张贴		10	
	在所有科室或诊疗间张贴		15	
4.1c 张贴正确洗手方法的画册	无张贴		0	如何洗手(宣传画)
	在某些科室或诊疗间张贴		5	
	在大多数科室或诊疗间张贴		7.5	
	在所有科室或诊疗间张贴		10	
4.2 多长时间检查一次宣传画的破损情况和需要替换情况?	从不		0	《实施指南》Ⅱ.4
	至少每年		10	
	每 2~3 月		15	
4.3 是否进行手卫生宣传(如张贴宣传画等以上提到的方法)?	否		0	《实施指南》Ⅱ.4
	是		10	

问题	答案		得分	WHO 改进方法
4.4 是否每个科室都有手卫生宣传的小册子?	否		0	手卫生:时间和如何实施小手册《实施指南》Ⅱ.4
	是		10	
4.5 是否全院张贴手卫生宣传?	否		0	《拯救生命:清洁您的双手》电脑屏保《实施指南》Ⅱ.4
	是		15	

注:总分为 100 分。

表 4 - 8 手卫生文化的建立

问题	答案		得分	WHO 改进方法
5.1 您医院手卫生管理小组(负责手卫生宣传)的相关内容:				《实施指南》Ⅱ.5
5.1a 是否建立手卫生管理委员会?	否		0	
	是		5	
5.1b 是否管理小组至少每月就基本问题开会一次?	否		0	
	是		5	
5.1c 小组是否抽用专门的时间指导如何开展手卫生宣传?	否		0	
	是		5	
5.2 以下医院管理层人员是否保证支持手卫生改进(如医院大部分工作者都受到手卫生改进书面或口头的保证)?				向管理人员宣传倡导手卫生的信件模板向管理人员传达手部卫生计划信件模板《实施指南》Ⅱ.5
5.2a.执行总裁	否		0	
	是		10	
5.2b.科室主任	否		0	
	是		5	
5.2c 护士长	否		0	
	是		5	
5.3 是否已做了明确的计划在全院开展推进手卫生活动以迎接 5 月 5 日的"世界手卫生日"。	否		0	持续改善—其他活动供医疗机构考虑《实施指南》Ⅱ.5
	是		10	
5.4 是否选拔出手卫生的先进者?				
5.4a 给予手卫生先进者称号[11]	否		0	
	是		5	

问题	答案		得分	WHO改进方法
5.4b 使用手卫生作用模版[12]	否		0	
	是		5	
5.5 有关患者参与手卫生宣传的相关内容：				《关于让患者和患者组织参与手卫生行动的指南》《实施指南》Ⅱ.3
5.5a 患者是否被告知手卫生的重要性（如通过小手册）？	否		0	
	是		5	
5.5b 是否有关于患者参与手卫生活动的正式的计划？	否		0	
	是		10	
5.6 您医院是否主动推进当地手卫生方面的改进，如：				持续改善—其他活动供医疗机构考虑《实施指南》Ⅱ.5
5.6a 手卫生网上学习工具	否		0	
	是		5	
5.6b 每年制定手卫生目标	否		0	
	是		5	
5.6c 公共机构内共享可靠的当地改革方法	否		0	
	是		5	
5.6d 定期进行手卫生宣传（通过院报、院会）	否		0	
	是		5	
5.6e 个人义务[13]	否		0	
	是		5	
5.6f 新进人员的培训联合系统[14]	否		0	
	是		5	

注：总分为100分。

表 4-9 手卫生领军者标准

手卫生领军者标准	回答	
系统改变		
是否对在医院内每一个诊疗点设立手卫生设施的花销与收益关系作出评估？	是	否
在您医院是否以醇为主的速干手消毒剂设施占总手卫生设施的80%？	是	否
教育和培训		
手卫生小组是否对来自其他医院的手卫生宣传代表进行了手卫生培训？	是	否

续表 4-9

手卫生领军者标准	回答	
是否在医生和护士的培训课程中配合进行手卫生的规范教育？	是	否
评估和反馈		
是否进行了院内感染的各项监控(如金黄色葡萄球菌,革兰阴性杆菌,器械相关感染)？	是	否
是否在高危险部门设立了医院感染监控系统(如重症监护室和新生儿室)？	是	否
是否每年开展全院现患率调查？	是	否
是否向医疗机构负责人和所有医务工作者汇报手卫生依从性的相关医院感染率？	是	否
是否向医疗机构负责人汇报目前影响手卫生依从性提高的障碍和造成医院感染原因的系统评估结果？	是	否
工作场所警示标志		
是否有专门的系统为本院医务人员提供自主设计手卫生的宣传画？	是	否
由您医院设计的手卫生宣传画张贴在其他的医疗机构？	是	否
您医院是否正在试用某些新设计的手卫生警示？	是	否
手卫生文化的建立		
当地的手卫生研究是否把 WHO 指南中提到的问题作为进一步研究的内容？	是	否
您的医院是否发表手卫生有关的文章和参与各种相关会议？	是	否
医生是否主动提醒医务人员进行手卫生清洁？	是	否
患者和来访者是否接受了正确的手卫生清洁教育？	是	否
您医院是正在支持全国性的手卫生运动(如果有)吗？	是	否
对手卫生运动的有效评估是否已经成为感染防御计划的一部分？	是	否
您医院是否每年设立新的目标以提高全院的手卫生依从性？	是	否
如过医院设立了目标,去年是否完成了目标？	是	否

表格使用说明

1. **有效性**：以醇为主的速干手消毒剂应该符合相应的手消毒的抗微生物效果标准。其中应含有 75%～85% 乙醇、异丙醇或者正丙醇。WHO 推荐其含有 75%(V/V)异丙醇或 80%(V/V)乙醇。

2. **皮肤耐受性**：在以推荐浓度使用时，医务人员的皮肤能耐受以醇为主的速干手消毒剂(如不会伤害和刺激皮肤)。世界卫生组织评估使用或计划引入的醇类速干手消毒剂耐受性和可接受性的方案可作为参考。

3. 护理点：三方人员（患者、医务工作者、会与患者的环境接触者）都在场的地方。护理点应在患者区域（理想的是胳膊能接触到医务工作者范围内或2米以内）。

4. 清洁的流动水：指的是自来水，其微生物和化学含量符合相关安全要求。

5. 皂液：基于洗涤剂的产品不添加抗微生物成分或者含有少量。可以是各种形式：肥皂、纸巾、液皂。

6. 基础设施：这里的基础设施指为获得最优的手卫生清洁条件而提供的设备、仪器、手清洁产品。以及在问题 1.1～1.5 中提到的内容和 2009 年颁布的《WHO 医疗机构手卫生指南》。

7. 手卫生培训：培训可以采用不同的形式但是传递的性息应基于《WHO多模式手卫生促进策略》或其他类似材料。培训应包括：

医疗相关性感染的定义、影响和责任；

医疗相关性感染致病菌的主要传播途径；

防控医疗相关性感染和手卫生的重要性；

手卫生的标识（基于手卫生的 5 个时刻）；

正确的手卫生方法。

8. 足够的专业技术：医院的医生和护士利用专门的时间学习手卫生知识和进行手卫生清洁。（最基本的知识可以参考 2019 年《WHO 医疗机构手卫生指南》和《WHO 手卫生技术参考手册》）。

9. EpiInfoTM：此软件可以在美国 CDC 网页上免费下载（http://www.cdc.gov/epiinfo/）。

10. 手卫生管理委员会：委员会的组成形式可以多样。大多数时候是由医院感染管理科组成，人员配置（可根据实际情况）由单独一人主要负责手卫生项目管理工作，再与其他部门的兼职人员共同完成手卫生活动。

11. 手卫生先进：积极参加保护患者安全的措施和手卫生宣传活动，并在其科室或全院担负向公众宣传手卫生的工作。

12. 手卫生作用模版：以个人为例，其他工作者的行为将激励他改变自己过去不规范的行为。特别是手卫生作用模版中的手卫生依从性应该至少为80%，他应能够提醒其他人去完成手为甚，并参与培训 WHO 的 6 步手卫生操作。

13. 个人义务系统：以明确的行动来鼓励医务人员担负起他们手卫生清洁的责任。比如监督者或院感专职人员的监督，同事间的相互提醒，由研究机构上报相关统计数据以评价每位工作者的手卫生意识。

14. 联合系统:针对新进人员的系统培训,由经验丰富的医务工作者向他们介绍"手卫生文化",其中包括实际手部清洁操作、消毒操作和训练,并介绍全院的手卫生宣传活动。

常见问题及解答

1. WHO 手卫生改善策略五个组件是什么?

答:(1)系统改变:确保已有必要的基础设施来保证医务工作者进行手卫生清洁行为。包括两个基本要素:可得到安全、持续的水供应以及肥皂和擦手巾;在每个医护点提供含乙醇的速干手消毒剂。

(2)培训和教育:基于"手卫生 5 个时刻"教育方法,向医务工作者开展有关手卫生重要性、正确使用速干手清毒剂和皂液流动水洗手的常规培训。

(3)评估和反馈:对手卫生实践和基础设施,以及医务工作者的相关认知和知识实施监测,同时向大家反馈监控工作情况和结果。

(4)工作场所警示标志:促进和提醒医务工作者了解有关手卫生重要性以及实施手卫生的适当指征和程序。

(5)手卫生文化建立:创造一个促进提高患者安全意识的环境和观念,保证手卫生改善问题在各个级别均为最优先领域。积极参与机构和个人层面上的活动;个人和机构对其自我效能进行改变和改进能力的意识;与患者和患者机构的合作伙伴关系。

2. 支持系统变革的可用工具有哪些?

答:(1)病房基础设施调查表;

(2)含乙醇的速干手消毒剂计划和成本计算工具;

(3)地方生产指南:WHO 推荐的速干手消毒剂配方;

(4)皂液/速干手消毒剂消耗调查表;

(5)正在使用或计划推行的含醇的速干手消毒剂的耐受性和可接受度评估方案;

(6)不同含醇的速干手消毒剂的耐受性和可接受度评估方案。

3. 可用于培训/教育的工具有哪些?

答:(1)医源性感染和手卫生幻灯片:解释为何需要执行手卫生措施,包括提倡手卫生标准;解释"手卫生 5 时刻"方法的重要性;概述机构手卫生改善行动计划;

(2)手卫生培训短片;

(3)手卫生技术参考手册,执行手卫生的原因、方法及时间手册,手套使用信息宣传单;

(4)常见问题及持续性改善;

(5)观察工具。

4. WHO 手卫生建议监测和评估哪些指标？

答：(1) 直接观察手卫生的依从性；

(2) 手卫生的病房基础设施；

(3) 医务工作者掌握的有关医疗相关感染（HCAI）和手卫生知识；

(4) 医务工作者对 HCAI 和手卫生的认知；

(5) 肥皂和含乙醇的速干手消毒剂的消费量。

5. 评估与反馈工具有哪些？

答：(1) 手卫生技术参考手册；

(2) 执行手卫生的原因、方法及时间手册；

(3) 观察监督表和依从性计算表；

(4) 病房基础设施调查表；

(5) 肥皂/洗手液消费情况调查表；

(6) 医务工作者的认知调查表；

(7) 高层管理者的认知调查表；

(8) 医务工作者手卫生知识问卷；

(9) 正在使用或计划推行的含醇的速干手消毒剂的耐受性和可接受度评估方案；

(10) 不同含醇的速干手消毒剂的耐受性和可接受度评估与比较方案；

(11) 数据输入与分析、总结报告。

参考资料

[1] Hand Hygienen Self-Assessment Framework 2010. [M]. Switzerland：World Health Organization，2009

第四节　病房手卫生基础设施调查

对于在体系评价中病房手卫生基础设施评分不理想的,宜定期调查并将调查报告上报医疗机构负责人以引起其重视。

调查表分为两个部分：① 关于病房的洗手和速干手消毒剂设施及可用资源的问题；② 评估现有手卫生资源和产品的确切数量的表格，在医疗和护理点完成。应由手卫生协调员或该医疗卫生机构指定且知情的医务工作者填写完成（例如在各病房间走动的高级护士）。

表 4-10 病房洗手设施调查表

1. 日期：   2. 病房：   3. 科室：

4. 部门：（所在病区最适合的医疗单位名称）

☐内科   ☐外科   ☐ICU   ☐产科
☐急诊   ☐门诊   ☐老年科   ☐其他

5. 参与问卷调查人员职务：

6. 病区所有卫生保健工作者数量：

☐ 本院护士	☐ 轮转护士	☐ 进修护士	☐ 实习护士
☐ 本院医生	☐ 轮转医生	☐ 进修医生	☐ 实习医生
☐ 清洁工人	☐ 配送工人	☐ (病人个人)护工	

7. 以醇为主的速干手消毒剂是否随时可以去用？

☐经常   ☐间歇   ☐很少   ☐从来没有

8. 如果是，常见的速干手消毒剂的类型是什么？（选择所有适合的答案）

☐可直接放在口袋的小瓶   ☐手推车上   ☐床头
☐挂壁式   ☐床头柜

9. 如果使用挂壁式速干手消毒剂，是否放在显眼的位置？

☐是   ☐是，但不是所有明显的位置   ☐否

10. 每个护理人员都能容易找到速干手消毒剂吗？

☐经常   ☐间歇的   ☐很少   ☐从不   ☐没有可适用的

11. 是否由专人负责将挂壁的速干手消毒剂的空瓶注满或移走？

☐是   ☐否

12. 当速干手消毒剂使用完时，是否能及时更换？

☐经常   ☐间歇的   ☐很少   ☐从不   ☐没有可适用的

13. 每个洗手池边是否都张贴了如何洗手的操作说明图示？

☐是   ☐否

14. 介绍速干手消毒剂使用方法的图片是否靠近速干手消毒剂的摆放处，并位于病房大多数地方？

☐是   ☐否

15. 是否在病区的多个地方张贴手卫生依从性指征的图片说明？

☐是   ☐否

16. 在病房里是否还张贴了其他形式的手卫生的宣传画？

☐是   ☐否

17. 病房里是否提供一次性使用的手套？

☐经常   ☐偶尔   ☐很少   ☐从不

18. 是否对病区内医务人员洗手依从性进行监测？

☐是   ☐否

19. 如果是，那么多长时间监测一次？

☐每年至少一次   ☐每两年一次   ☐不频繁

第五节　手卫生用品统计

由于手卫生依从性调查需要大量人力,只能作为了解基线及定期调查时用,常存在一定片面性,可以结合手卫生用品日常消耗量来综合判断。可以每年或每半年对各诊疗单元实际消耗量加以统计,从另外一个方面反映实际手卫生情况。具体公式如下:

$$洗手液用量(ml)=\frac{实际使用量(领用瓶数×每瓶毫升数)}{总住院床日}$$

一、质量管理与控制指标

1. 手卫生合格的判断标准(手卫生结果监测指标)

卫生手消毒,监测的细菌菌落总数应≤10 cfu/cm^2。

外科手消毒,监测的细菌菌落总数应≤5 cfu/cm^2。

2. 手卫生依从性(手卫生过程监测指标)

$$手卫生依从性率=\frac{n_2+n_3}{n_1}×100\%$$

(n_1=机会总个数;n_2=水洗的总个数;n_3=手消毒的总个数)

3. 手卫生消耗品用量

$$每床日消耗量(ml)=\frac{实际使用量(领用瓶数×每瓶毫升数)}{住院床日数}$$

二、常见问题及解答

1. 监测手卫生依从性可用于评价哪些方面?

答:监测手卫生的依从性是用于评价医务人员手卫生等级,评价干预措施的效果及医务人员反馈的关键措施。监测还有助于调查感染暴发,有助于评估手卫生行为的重要作用及确定手卫生对预防医源性感染的效果。

2. 手卫生依从性有哪些评价方法?

答:可用直接或间接方法评价手卫生的依从性。直接方法通过监测者依据手卫生5个时刻直接观察医务人员的手卫生情况。观测者可以是院感专职人员、科室管理人员或医院志愿者。但开始监测前,观测者需要接受系统的手卫生知识、手卫生依从性监测方法的培训。间接方法包括监测物品如皂液或手揉搓剂的消耗量,以及电子监测病房和医院卫生间洗手池的使用率等。直接法对于确定依从性是必需的,是评价依从性的"金标准"和最可信的方法。

3. 简述直接与间接法监测手卫生依从性的优点及缺点。

表 4-11　直接与间接监测手卫生依从性的优缺点

监测方法	优点	缺点
直接监测法	正确评价依从性	耗费资源
直接监测—自我评价	不用太多的耗费资源	研究表明,这种方法并不总是准确的
间接监测—监测肥皂和速干手消毒剂的使用量	比直接监测法耗费少	研究表明,此监测法与较好的直接监测法相比没有相关性
间接监测—电子监测	比直接监测法耗资少	这种形式不能监测到所有的洗手

第五章　其他监测

第一节　消毒剂的监测

一、常用消毒剂有效成分含量的快速测定

（一）试纸半定量测定法

1. 适用范围

适用于过氧乙酸，二氧化氯，含氯、含溴、含碘消毒剂，酸性氧化电位水，戊二醛，邻苯二甲醛消毒剂及其有效成分含量的快速测定。

2. 操作方法

（1）在室温条件下，取适量待测消毒剂于 25 ml 烧杯中作为样品。取一片相应的消毒剂浓度测试纸，将其部分浸入样品中，达到消毒剂浓度测试纸使用说明书规定时间后取出。

（2）在自然光下，按照消毒剂浓度测试纸说明书规定时间将试纸片与标准比色卡比对，读取浓度值或判定消毒液的浓度是否符合要求。

（3）若被测消毒剂样品的有效成分含量或浓度高于所用试纸所能测试的最高限量值，可将样品用消毒剂厂家规定的稀释用水稀释后再按上述方法测试，读出消毒剂浓度值乘以稀释倍数，即为原消毒剂样品的有效成分含量或浓度值。

3. 结果判定

（1）对过氧乙酸，二氧化氯，含氯、含溴、含碘消毒剂，酸性氧化电位水，戊二醛消毒剂及应用液，若被检测消毒剂样品有效成分含量或浓度符合消毒产品相关国家标准和说明书规定的范围，则认为该消毒剂样品有效成分含量或浓度符合要求；若被检测消毒剂样品有效成分含量或浓度不符合相应国家标准和说明书规定的范围，则初步判定该消毒剂样品不符合产品质量要求，应进一步按《医疗机构消毒技术规范》（WS/T 367—2012）的方法对库存消毒剂的有效成分含量依照产品企业标准进行检测。使用中消毒液的有效浓度测定可使用消毒剂浓度纸（卡）进行监测，以最终确定产品有效成分含量或浓度是否符合相应要求。

（2）对戊二醛消毒剂，若灭菌使用中的被检测样品在测试试纸上的颜色反应未达到 1.8% 戊二醛浓度限量值的标准色,则判定该消毒剂浓度偏低,不能继续使用。

(3) 对邻苯二甲醛消毒剂,若被检测样品的邻苯二甲醛初始浓度在说明书规定的范围之内,则该消毒剂样品符合要求;若被检测样品的浓度不符合说明书规定的范围,则初步判定该消毒剂样本不符合产品质量要求,应进一步按接下来的 1.3.3.1 标准工作曲线的方法进行测定,以最终确定产品含量是否符合要求;若使用中的被检测样品在测试试纸上的颜色反应未达到说明书规定的邻苯二甲醛浓度限量值的标准色,则判定该消毒剂浓度偏低不能继续使用。

① 标准工作曲线的确定

• 邻苯二甲醛标准溶液配制:精确称取邻苯二甲醛标准品 0.1 g 至 100 ml 容量瓶,用流动相溶解并定容至 100 ml。再用流动相将邻苯二甲醛标准溶液进行系列稀释,配制成浓度为 0 mg/L、5 mg/L、7.5 mg/L、10 mg/L、15 mg/L、20 mg/L 的标准系列。

• 在设定色谱条件下,分别取 10 μl 进行分析。以标准系列质量浓度为横坐标 X,峰面积为纵坐标 Y,进行线性回归处理,得到线性方程。

② 样品中邻苯二甲醛含量测定

精确称取样品,用流动相对样品进行适当稀释,使其稀释后浓度在标准曲线范围内,取适当稀释液(10 μl)经 0.45 μm 滤膜过滤后,按上述步骤测其峰面积,代入标准回归方程,根据取样量和稀释倍数计算出相应的邻苯二甲醛浓度。取 3 个样品,每个样品测定 1 次。

(二)仪器测定法

1. 酸性氧化电位水

(1) 取样要求:检测前,应在酸性氧化电位水出水口处采取水样,并在现场分别测定 pH、氧化还原电位(ORP)值和有效氯浓度。

(2) pH 测定(pH 计法):酸性氧化电位水原液的 pH 为 2~3,采用邻苯二甲酸氢钾标准缓冲液(pH4.00,20℃)校准 pH 计,取约 60 ml 酸性氧化电位水原液于 100 ml 烧杯中,将 pH 仪探头放入酸性氧化电位水原液中,稳定后读取 pH 值。

(3) 氧化还原电位(ORP)的测定:选择有测定氧化还原电位功能的 pH 仪,用测电位的电极(铂电极)插入待测液体中,按下 pH 计"mV"档测定,即可直接测得液体的氧化还原电位(ORP)值。

(4) 有效氯浓度测定:参照试纸半定量测定法。

(5) 结果判定:每次使用前在酸性氧化电位水出水口处现场测定的 pH 应为 2.0~3.0,有效氯浓度应为 50~70 mg/L,氧化还原电位(ORP)≥1 100 mV

为合格。

（6）注意事项

① 应在酸性氧化电位水发生器出水稳定的情况下再进行测定，pH 测定前，取与样品液 pH 值较接近的标准缓冲液对仪器进行校准，使仪器示值与标准缓冲液的 pH 值一致。

② 每次更换标准缓冲液或样品液前，应用蒸馏水充分冲洗电极并吸干表面残留水分，再用所换的标准缓冲液或待测样品冲洗电极。

③ 配制标准缓冲液与溶解样品的水应是新沸过的冷蒸馏水，pH 值应为5.5～7.0。

2. 乙醇（比重法）

（1）检测方法：测定记录室内温度，然后在量筒中加入适量乙醇样品溶液，其量以使酒精比重计放入后能充分浮起为准。将比重计下按后，缓缓松手，当其上浮静止、不与量筒壁接触且溶液无气泡时，液体水平线形成的弯月面下缘刻度即为该温度下乙醇样品溶液体积分数，根据对照表，校正为 20℃该乙醇样品溶液体积分数。

（2）结果判定：20℃乙醇溶液体积分数为 70%～80%为合格。

（3）注意事项：本方法只适用于单方乙醇消毒液。乙醇浓度测定方法在重复性条件下获得的两次独立测定结果的绝对差值不得超过算术平均值的 5%。

二、使用中消毒液染菌量测定

1. 监测频率

使用中消毒剂应每季度进行监测。

2. 采样方法

用无菌吸管按无菌操作方法吸取 1.0 ml 被检消毒液，加入 9 ml 中和剂中混匀。醇类与酚类消毒剂用普通营养肉汤中和，含氯消毒剂、含碘消毒剂和过氧化物消毒剂用含 0.1%硫代硫酸钠中和剂，洗必泰、季铵盐类消毒剂用含 0.3%吐温 80 和 0.3%卵磷脂中和剂，醛类消毒剂用含 0.3%甘氨酸中和剂，含有表面活性剂的各种复方消毒剂可在中和剂中加入吐温 80 至 3%，也可使用该消毒剂消毒效果检测的中和剂鉴定试验确定的中和剂。

3. 检测方法

用无菌吸管吸取一定稀释比例的中和后混合液 1.0 ml 接种平皿，将冷至40～45℃的熔化营养琼脂培养基每皿倾注 15～20 ml，(36±1)℃恒温箱培养72 h，计数菌落数。怀疑与医院感染暴发有关时，进行目标微生物的检测。标本应在采样后 4 h 内检测。

4. 结果计算

消毒液染菌量(cfu/ml)＝平均每皿菌落数×稀释倍数

5. 判断标准

使用中灭菌用消毒液:无菌生长;

使用中皮肤黏膜消毒液染菌量:≤10 cfu/ml;

其他使用中消毒液染菌量:≤100 cfu/ml。

三、常见问题及解答

1. 用于测定消毒剂浓度的试纸有什么要求吗?

答:消毒剂浓度试纸应符合《消毒产品卫生安全评价规定》(2014 年)等要求,并在有效期内使用。不同产品的消毒剂浓度试纸使用方法略有不同,应按产品使用说明书规定的方法操作。

2. 消毒剂浓度试纸使用和保存中应注意哪些问题?

答:开封取用后,应及时将包装封闭,切勿与酸碱物质接触,注意不要取出干燥剂。试纸应密封、避光、干燥、阴凉处保存。拿取消毒剂浓度试纸时,避免将其污染。不同产品测试消毒剂浓度范围不同,浓度接近上限或下限时误差较大,接近中值时,测定结果较准确。为取得更准确的结果,浓度接近消毒试纸检测上限,可进行适当稀释,稀释后测定的浓度乘以稀释倍数即为原来浓度。

3. 使用高、中、低水平消毒和灭菌后,允许检出的微生物有什么不同?

答:一般微生物对消毒因子的敏感性由高到低的顺序如下图:

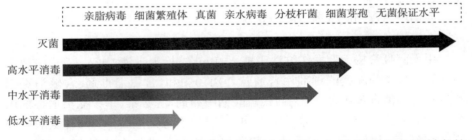

灭菌处理后的医疗器械、器具和物品不允许检出包括芽孢在内的所有的微生物。

高水平消毒后的医疗器械、器具和物品不允许检出除了小部分细菌芽孢以外的微生物。

中水平消毒后的医疗器械、器具和物品不允许检出除了细菌芽孢以外的各种病原微生物。

低水平消毒后的医疗器械、器具和物品不允许检出细菌繁殖体(分枝杆菌除外)和亲脂病毒。

4. 如何根据检测要求选用含氯消毒剂的浓度?

答:消毒剂能达到什么水平的消毒不仅取决于消毒剂的种类,还与温度、浓度和作用方式及作用时间密切相关。

采用浸泡方式消毒时,对于仅被细菌繁殖体污染的物品,用含有效氯 500 mg/L 的含氯消毒液,浸泡 >10 min,可实现无细菌繁殖体检出;对于被经血传播病毒、分枝杆菌污染的物品,要用含有效氯 2 000~5 000 mg/L 的消毒液,浸泡时间大于 30 min,才可保证无病毒及分枝杆菌的检出。

5. 使用中消毒剂有效浓度监测频率应为多少?

答:《医院消毒卫生标准》(2012 版)中 4.6.2 规定:使用中消毒液的有效浓度应符合使用要求;连续使用的消毒液每天使用前应进行有效浓度的监测。

《软式内镜清洗消毒技术规范》(WS 507—2016)中要求:对于说明书未写明浓度监测频率的,一次性使用的消毒剂或灭菌剂应每批次进行浓度监测;重复使用的消毒剂或灭菌剂配制后应测定一次浓度,每次使用前进行监测;消毒内镜数量达到规定数量的一半后,应在每条内镜消毒前进行测定。

美国疾病预防控制中心(CDC)在《医疗机构消毒灭菌指南》中指出,使用中戊二醛浓度监测频次取决于使用频度。每日使用,每日监测;每周使用的,用前监测;每日使用 30 次,每 10 次监测 1 次。

6. 如何选择使用中消毒剂染菌量的检测时机?

答:使用中的消毒液消毒效果受消毒液本身有效浓度和菌量、配制和使用中的染菌量及消毒液稀释程度等因素影响。消毒剂染菌量的检测宜选在临更换前。

7. 如何理解消毒液浓度检测中每批次的概念?

答:在日常检测中,批次涵盖两层释义:一是生产批次,即每一批号为一批次;二是采购批次,即每次送货为一批次。如一批货中有多个批号,每个批号进行检测;若多批货均为一个批号,每批货进行检测。

8. 戊二醛浓度测试卡使用操作中应注意什么? 使用后的测试卡需要保存吗?

答:测试卡的指示块完全浸没于戊二醛消毒液中,取出后在瓶盖的纸垫上沾去多余液体,等候 5~8 min 时色块面朝上,以免污染,观察到色块变成均匀黄色,表示溶液浓度达到要求;色块中如仍有白色,表示溶液浓度未达到要求。判断时间不超过 8 min,超过 8 min 颜色会逐渐退去而使判断不准确。使用后的测试卡无须保存。

9. G-1型消毒剂浓度测试纸使用中应注意什么？

答:G-1型消毒剂浓度试纸适用于过氧乙酸、二氯异氰尿酸钠、次氯酸钙、次氯酸钠、氯化磷酸三钠、二氧化氯和含次氯酸钠的清洗消毒剂溶液中有效浓度的检测。

试纸的检测范围为20~1 500 mg/L,浓度在20~500 mg/L时测定结果较准确,消毒液原液浓度超过此范围应先将原液稀释至20~500 mg/L浓度后检测,检测浓度乘以稀释倍数得到消毒液有效浓度。检测固体消毒剂时,先将消毒剂配制成含有效成分20~500 mg/L的溶液后检测。按说明书规定时间内判读,超过时间颜色会逐渐消退。

10. 碘附、酒精等消毒液开启后能使用多长时间？需要常规检测浓度吗？

答:一次性小包装的瓶装碘附、酒精,启封后使用时间不超过7天;盛放用于皮肤消毒的非一次性使用的碘附、酒精的容器等应密闭保存,每周更换2次;对于大包装的瓶装碘附、酒精开瓶后的有效期应遵循厂家的使用说明,无明确规定使用期限的应根据使用频次、环境温湿度等因素确定使用期限,确保微生物污染指标低于100 cfu/ml。

《病区医院感染管理规范》(WS/T 510—2016)中规定:碘附、复合碘消毒剂、季铵盐类、氯己定类、碘酊、醇类皮肤消毒剂应注明开瓶日期或失效日期,开瓶后的有效期应遵循厂家的使用说明,无明确规定使用期限的应根据使用频次、环境温湿度等因素确定使用期限,确保微生物污染指标低于100 cfu/ml。连续使用时最长不应超过7天;对于性能不稳定的消毒剂如含氯消毒剂配制后使用时间不应超过24 h。盛放消毒剂进行消毒与灭菌的容器,应达到相应的消毒与灭菌水平。国家卫生计生委2013年颁布的《基层医疗机构医院感染管理基本要求》规定:盛放用于皮肤消毒的非一次性使用的碘酒、酒精的容器等应密闭保存,每周更换2次,同时更换灭菌容器。一次性小包装的瓶装碘酒、酒精,启封后使用时间不超过7天。无须常规检测浓度。

11. 如何将测定的酒精样品溶液体积分数校正为20℃的体积分数？

答:酒精样品溶液体积校正见表5-1:

四、参考资料

GB 15982—2012 医院消毒卫生标准

WS/T 367—2012 医疗机构消毒技术规范

WS/T 535—2017 医疗卫生机构常用消毒剂现场快速检测方法

表 5-1　70.0%～80.0%酒精浓度与温度校正表

温度(℃)	温度20℃时用体积分数表示的酒精浓度																				
	70.0	70.5	71.0	71.5	72.0	72.5	73.0	73.5	74.0	74.5	75.0	75.5	76.0	76.5	77.0	77.5	78.0	78.5	79.0	79.5	80.0
0	76.3	76.8	77.3	77.7	78.2	78.7	79.1	79.6	80.1	80.5	81.0	—	—	—	—	—	—	—	—	—	—
1	76.0	76.5	77.0	77.4	77.9	78.4	78.9	79.3	79.8	80.3	80.7	—	—	—	—	—	—	—	—	—	—
2	75.7	76.1	76.6	77.1	77.6	78.1	78.6	79.0	79.5	80.0	80.4	—	—	—	—	—	—	—	—	—	—
3	75.4	75.9	76.4	76.8	77.3	77.8	78.3	78.7	79.2	79.7	80.2	—	—	—	—	—	—	—	—	—	—
4	75.1	75.6	76.0	76.5	77.0	77.5	78.0	78.4	78.9	79.4	79.9	—	—	—	—	—	—	—	—	—	—
5	74.8	75.3	75.8	76.2	76.7	77.2	77.7	78.2	78.6	79.1	79.6	—	—	—	—	—	—	—	—	—	—
6	74.5	75.0	75.4	75.9	76.4	76.9	77.4	77.8	78.3	78.8	79.3	—	—	—	—	—	—	—	—	—	—
7	74.2	74.6	75.1	75.6	76.1	76.6	77.2	77.6	78.0	78.5	79.0	—	—	—	—	—	—	—	—	—	—
8	73.8	74.3	74.8	75.3	75.8	76.3	76.8	77.2	77.7	78.2	78.7	—	—	—	—	—	—	—	—	—	—
9	73.5	74.0	74.5	75.0	75.5	76.0	76.5	76.9	77.4	77.9	78.4	—	—	—	—	—	—	—	—	—	—
10	73.2	73.7	74.2	74.7	75.2	75.7	76.2	76.7	77.1	77.6	78.1	78.55	79.04	79.52	80.01	80.49	80.98	81.47	81.95	82.44	82.92
11	72.9	73.4	73.9	74.4	74.9	75.4	75.9	76.3	76.8	77.3	77.8	78.25	78.74	79.23	79.71	80.20	80.69	81.18	81.66	82.15	82.63
12	72.6	73.1	73.6	74.1	74.5	75.0	75.5	76.0	76.5	77.0	77.5	77.95	78.44	78.93	79.42	79.91	80.40	80.88	81.37	81.86	82.35
13	72.3	72.8	73.3	73.7	74.2	74.7	75.2	75.7	76.2	76.7	77.2	77.65	78.14	78.63	79.12	79.61	80.10	80.59	81.08	81.57	82.06
14	72.0	72.4	72.9	73.4	73.9	74.4	74.9	75.4	75.9	76.4	76.9	77.35	77.84	78.33	78.82	79.31	79.80	80.30	80.79	81.28	81.77
15	71.6	72.1	72.6	73.1	73.6	74.1	74.6	75.0	75.6	76.1	76.6	77.04	77.54	78.03	78.52	79.01	79.51	80.00	80.49	80.99	81.48
16	71.3	71.8	72.3	72.8	73.3	73.8	74.3	74.7	75.3	75.8	76.2	76.74	77.23	77.73	78.22	78.71	79.21	79.70	80.20	80.69	81.19
17	71.0	71.5	72.0	72.5	73.0	73.4	74.0	74.4	74.9	75.4	75.9	76.43	76.93	77.42	77.92	78.41	78.91	79.40	79.90	80.40	80.89
18	70.6	71.2	71.6	72.1	72.6	73.1	73.6	74.1	74.6	75.1	75.6	76.12	76.61	77.12	77.61	78.11	78.61	79.10	79.60	80.10	80.60
19	70.3	70.8	71.3	71.8	72.3	72.8	73.3	73.8	74.3	74.8	75.3	75.81	76.31	76.81	77.31	77.81	78.30	78.80	79.30	79.80	80.30
20	70.0	70.5	71.0	71.5	72.0	72.5	73.0	73.5	74.0	74.5	75.0	75.50	76.00	76.50	77.00	77.50	78.00	78.50	79.00	79.50	80.00
21	69.7	70.2	70.7	71.2	71.7	72.2	72.7	73.2	73.7	74.2	74.7	75.19	75.69	76.19	76.69	77.19	77.69	78.20	78.70	79.20	79.70
22	69.3	69.8	70.3	70.8	71.4	71.9	72.4	72.9	73.4	73.9	74.4	74.87	75.38	75.88	76.38	76.88	77.39	77.89	78.39	78.90	79.40
23	69.0	69.5	70.0	70.5	71.0	71.5	72.0	72.5	73.1	73.6	74.1	74.59	75.06	75.57	76.07	76.57	77.08	77.58	78.09	78.59	79.10
24	68.7	69.2	69.7	70.2	70.7	71.2	71.7	72.2	72.7	73.2	73.7	74.24	74.75	75.25	75.76	76.26	76.77	77.27	77.78	78.29	78.79
25	68.4	68.9	69.4	69.9	70.4	70.9	71.4	71.9	72.4	72.9	73.4	73.92	74.43	74.94	75.44	75.95	76.46	76.96	77.47	77.98	78.49
26	68.0	68.5	69.0	69.5	70.0	70.5	71.1	71.6	72.1	72.6	73.1	73.60	74.11	74.62	75.13	75.64	76.15	76.65	77.16	77.67	78.18
27	67.6	68.2	68.7	69.2	69.7	70.2	70.7	71.2	71.8	72.3	72.8	73.28	73.79	74.30	74.81	75.32	75.83	76.34	76.85	77.36	77.87
28	67.4	67.9	68.4	68.9	69.4	69.9	70.4	70.9	71.4	71.9	72.4	72.96	73.48	73.98	74.49	75.00	75.52	76.03	76.54	77.05	77.56
29	67.0	67.5	68.0	68.5	69.1	69.6	70.1	70.6	71.1	71.6	72.1	72.64	73.15	73.66	74.17	74.69	75.20	75.71	76.22	76.74	77.25
30	66.7	67.2	67.7	68.0	68.7	69.2	69.8	70.3	70.8	71.3	71.8	72.31	72.82	73.34	73.85	74.37	74.88	75.39	75.91	76.42	76.94

第二节　透析用水及透析液监测

一、监测要求

1. 每月1次透析用水和透析液的细菌检测,保持细菌数量≤100 cfu/ml;细菌数量>50 cfu/ml应进行干预。

2. 至少每 3 个月进行 1 次内毒素检测,保持透析用水内毒素≤0.25 EU/ml 及透析液内毒素≤0.5 EU/ml;超过最大允许水平的 50％应进行干预。

3. 每年每台透析机应至少进行 1 次透析液的细菌和内毒素检测。

4. 透析用水的细菌或内毒素水平达到干预水平,应对水处理系统进行消毒;透析用水的细菌和内毒素水平合格,而透析液的细菌或内毒素水平超标,应对所有同型号透析机进行透析液细菌和内毒素检测,并校验透析机消毒程序。对于不符合或达到干预标准的水处理系统和(或)透析机,必须重新消毒且符合标准后方可使用。

二、采样方法

1. 采样点

(1) 透析用水:水处理的供水回路末端或混合室的入口处。

(2) 透析液:透析液进入或流出透析器的位置。

2. 采样操作　用酒精消毒采样口,最好消毒两次,等酒精完全挥发后采样。在允许的情况下,打开采样口,让液体持续流出 30～60 s,立即用无菌注射器抽取样本,加入事先准备好的无菌试管中送检。采样过程严格执行无菌操作,采样完毕后立即关闭采样口。

三、检测方法

1. 透析用水的微生物检测

(1) 检测方法

① 倾注法:将采样液充分混匀,用无菌吸管吸取 1.0 ml 待检样品接种于灭菌平皿,每一样本接种 2 个平行平皿,平皿内加入已熔化的 45～48℃的培养基琼脂 15～18 ml,边倾注边摇匀,待琼脂冷却凝固后,翻转平皿,使底面向上,置 17～23℃培养 168 h(7 天),计数菌落总数。

② 涂布法:将采样液充分混匀,用无菌吸管吸取 0.1～0.3 ml 待检样品接种于固体培养基,每一样本接种 2 个平行平皿,用无菌 L 形棒或刮铲将菌液涂抹均匀,静置至平皿表面无液体后,翻转平皿,使底面向上,置 17～23℃培养 168 h(7 天),计数菌落总数。

③ 薄膜过滤法:将采样液充分混匀,分别取 1.0 ml 接种于两个平行平皿,将冷至 40～45℃的熔化培养基琼脂每皿倾注 15～20 ml,将剩余采样液在无菌条件下采用滤膜(0.45 μm)过滤浓缩,将滤膜接种于凝固的培养基上(注意不要产生气泡),置 17～23℃培养 168 h(7 天),计数菌落总数。

④ 试样在收集后 4 h 内进行检测,不接受接种环法。

(2) 取样量

倾注法:1 ml。

涂布法:0.1～0.3 ml。

薄膜过滤法:10～1 000 ml。

(3) 培养基:宜选用胰化蛋白胨葡萄糖培养基(TGEA)、营养琼脂培养基(R2A)或其他确认能提供相同结果的培养基,不能使用血琼脂培养基及巧克力琼脂培养基。

(4) 培养条件:推荐使用 17～23℃ 的培养温度和 168 h(7 天)的培养时间,确认能提供相同培养结果的其他培养温度和时间也适用。

2. 内毒素检测 采用鲎试剂法测定内毒素,或其他确认能提供相同结果的检测方法。

四、结果计算

每毫升透析用水或透析液标本中的细菌菌落总数计算公式如下:

$$细菌总数(cfu/ml)=平均每皿菌落数×稀释倍数$$

五、常见问题及解答

1. 为什么要进行透析用水的卫生学监测?

答:透析用水在生产、储存、运输和使用过程中存在诸多污染环节。透析用水的质量一定程度会影响透析液的质量,并进一步影响血液透析的质量。定期对透析用水开展细菌和内毒素监测,当监测结果达到干预值的时候,应该及时进行干预,防止酿成不良事件。

2.《江苏省血液净化技术管理规范》(2014 版)在透析用水检测中提到每台透析机每年至少检测 1 次,是否有必要?

答:有必要。透析用水的监测是通过检测微生物和内毒素的含量,了解水处理是否达标。当达到干预水平时,及时寻找原因,采取相应干预措施阻断其升高,从而减少热原反应的发生。

《血液透析及相关治疗用水》(YY 0572—2015)将采样点的位置做了更改:"应在透析装置和供水回路的连接处收集试样,取样点应在供水回路的末端或在混合室的入口处。"供水回路的末端符合要求说明水处理系统和管路系统微生物和内毒素是符合要求的,并不需要每台透析机都测到。当然,如果末端监测结果超标,应该增加采样点。

目前,大多数透析机未设混合室入口采样点,如果在进入机器采样需要工程师来拆开管路,这样反复拆卸容易造成机器漏水等问题,反而增加了安全隐患。所以不提倡在进入机器前混合处采样。

现在部分厂家为了满足每台机器采样的要求,开发了机器进出管路的采样口,方便大家采样用。但是我们想提醒大家关注的是,在密闭的循环中增加众多的采样口,打破了密闭性,增加了污染风险。建议大家以采集供水回路末端为主而不是每台机器在混合室入口采样。

3. R2A 培养基用于纯化水微生物监测有哪些优点?

答:R2A 培养基可以修复被氯气损伤的细菌,支持耐受氯气的微生物的生长;丙酮酸钠可增强细菌的复苏;可溶性淀粉可以吸收细菌在复苏过程产生的有害物质;酵母浸出粉、蛋白胨、葡萄糖、酸蛋白水解物提供氮源、维生素和生长因子。

4. 国家食品药品监管总局在 2015 年发布卫生行业标准《血液透析及相关治疗用水》(YY 0572—2015),明确提出内毒素合格标准为 0.25 EU/ml,干预水平是最大允许水平的 50%,包括透析液吗?

答:《血液透析及相关治疗用水》(YY 0572—2015)指的是水,不涉及由处理水与浓缩物混合后制成供治疗用的透析液,所以 0.25 EU/ml 这个标准和透析液无关。

国际标准化组织(ISO)11663:2014 标准:内毒素<0.5 EU/ml。

日本透析治疗学会(JSDT)标准:内毒素<0.05 EU/ml。

中华医学会肾脏病学分会《血液净化标准操作规程》(2010 版):透析液内毒素<2 EU/ml。

江苏省血液净化技术管理规范(2014 版):透析液内毒素≤2 EU/ml。

5. 透析用水细菌或内毒素超标如何查找原因?怎样处理?

答:目前国内医疗机构透析用水检测一般有三个采样点:水处理的出水端(A 点),每台血透机后面输水软管与血透机内管路的连接部位(B 点)和供水回路的末端(C 点)。具体见图 5-1,表 5-3,表 5-4。

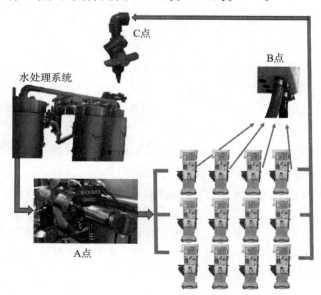

图 5-1 医疗机构透析用水检测点

表 5 - 3　透析用水超标原因分析

A 点超标	B 点超标	C 点超标	可能的原因
是	是	是	反渗膜污染或反渗机故障,也可能同时存在反渗水输水主管路和血透机输水软管形成生物膜。具体的故障部位应根据每个采样点菌落的实测值进行综合判断
否	是	否	血透机输水主管和输水软管路形成生物膜
否	否	是	反渗机输水主管路形成生物膜
否	是	是	反渗机输水主管和输水软管路形成生物膜

表 5 - 4　透析用水超标的干预措施

超标原因	处理方法
反渗机故障	对反渗机进行检修和维护
反渗机内形成生物膜	对反渗机进行消毒或更换反渗膜
输水主管道形成生物膜	彻底消毒输水主管道,更换管道也是不能除外的选项
血透机输水软管形成生物膜	对输水软管进行消毒处理或更换输水软管

6. 透析液超标如何进行原因分析和处理?

答:透析液超标可能的原因和处理措施见表 5 - 5。

表 5 - 5　透析液超标可能的原因和处理措施

D 点	E 点	A 水	B 水	C 水	可能的原因	推荐措施
是	否	否	否	否	机内管路污染或采样污染 中心供液系统管道污染	血透机消毒并规范采样 消毒透析液输送管道
是	是	否	否	否	配液桶和用具污染 配液桶过滤器污染	加强清洁消毒 更换过滤器
是	是	是	是/否	是/否	反渗机污染	消毒反渗机或换反渗膜
是	是	否	是	否	输水主管路污染 血透机输水软管污染	消毒或更换管路 消毒或更换输水软管
是	是	否	否	是	输水主管路污染	消毒主管路

　　透析液监测通常的采样部位是在血透机透析液循环管路的透析器入口处(D 点)。如果 D 点透析液检测结果超标,应该增加采样点,采配液桶和浓缩 B 液样本(E 点),并了解透析用水的检测结果。通过不同采样点的实测值

变化情况,推测污染部位。注意:由于透析过滤器的使用,有时即使透析用水污染,由于精密滤器的过滤作用,D点透析液也可能暂时不超标。透析液过滤器经过12周或100次血液透析必须更换,或遵循说明书,否则会成为污染源!

由于透析膜对透析液中的有毒物质不具有选择性,所以如果透析液中含有对人体有害的化学物质和微生物,它们就会通过透析膜扩散进入患者体内,使透析患者发生急性和慢性并发症。当达到干预限度时,继续使用水处理系统是可以接受的,但应该采取干预,以防止细菌污染进一步扩散。

7. 透析用水的水质监控内容有哪些?

答:水质监控包括以下内容:

(1) 电导率在制造商规定范围内,通常$<10~\mu s/cm$。

(2) 纯水的pH值应维持在5~7的正常范围。

(3) 透析用水细菌培养应每月1次,要求细菌数≤100 cfu/ml,干预限度为50 cfu/ml。内毒素检测至少每季度1次,要求内毒素≤0.25 EU/ml,干预限度为0.125 EU/ml。采样部位:① 非直供水系统透析用水离开反渗机进入储水桶之前。直供水系统透析用水离开反渗机进入透析治疗室之前。② 透析用水储水桶出水口。③ 透析用水输送系统回路终点(直供水系统回到反渗机前或非直供系统回到透析用水储水桶前)。④ 若输水系统安装细菌过滤器,还应在过滤器前、后取样。⑤ 透析用水输送环路与透析机连接处。

(4) 软水硬度及总氯检测至少每天进行1次,硬度试验应小于1 GPG或17.5 mg/L,总氯应小于0.1 mg/L。

8. 什么是硬水综合征?

答:如果原水中某些无机盐含量过高或由于水处理系统中某些元件功能失效,会导致最终反渗水或透析液中某些离子增高或存在微量元素,当钙、镁离子浓度过高时,患者会出现恶心、呕吐、发热感、血压高、头痛、精神错乱、记忆力障碍或丧失。

9. 血液透析水处理系统原水余氯监测要求有哪些?

答:(1) 应于水处理系统正常运行15 min后从原水余氯检测标本采样口取样。

(2) 原水余氯检测标本采样口:从活性炭过滤器出口处(进入反渗机前或进入软化器前)采样。

(3) 检测方法:按《血液透析及相关治疗用水》(YY0572—2015)规定的方法进行。

(4) 检测指标:应检测活性炭过滤器出口处水中总氯浓度。

(5) 检测结果:检测总氯浓度,结果应小于0.1 mg/L。

(6) 检测频率和记录:水处理系统正常使用情况下,应至少每天检测一次,同时应做好检测记录(主要包括检测日期、时间、结果、检测者等),并做好检测试剂相关记录。

10. 为什么软化水余氯监测在上机前,而水硬度监测在下机后呢?

答:因为反渗水中的氯含量是反映反渗水水质的重要指标。如果血液透析中使用的反渗水氯的含量超标,会大大增加血液透析患者发生溶血的风险。为了保证每次透析都使用符合标准的反渗水,所以血液透析之前要进行反渗水总余氯的检测,水质达标才能进行血液透析治疗。水硬度反映的是水处理设备中前处理部分对原水的处理效果。如果水的硬度超标,它会加重反渗机的处理负担,但不会影响最终的反渗水质量,更不会影响本次血液透析质量。所以,每次透析结束以后监测水的硬度,水质达标可以继续使用;水的硬度超标,就可以立即启动软化树脂的再生处理,而不影响次日血液透析的正常进行。

11. 血液透析室必须设置专门的急诊透析机吗? 急诊透析患者结果为阳性时,血透机需要特殊处理吗?

答:从理论上分析,通过血液透析不会造成 HBV、HCV 和 HIV 的传播。有专家观点:① 如果医疗资源足够充裕,设急诊专机是最好的选择。② 如果血透机配置不足,可以不设急诊专机。每次透析后,必须对血透机表面进行擦拭消毒,对机器内部管路进行热化学消毒,以切断病原体的传播链。③ 急症血透患者在急诊专机透析以后,如果检验结果为乙肝、丙肝或艾滋病标志物阳性,应该立即对血透机进行机器表面的清洁消毒和机内管路的热化学消毒,之后即可进行正常的血液透析。

12. 病原学检测时,如果单纯某一项标志物阳性,就要在隔离透析机进行隔离透析吗?

答:血液净化室(中心)感染控制基本设施要求:乙型肝炎和丙型肝炎患者必须分区分机进行隔离透析。《医疗机构血液透析室管理规范》(卫医政发〔2010〕35 号)规定:乙型肝炎病毒和丙型肝炎病毒、梅毒螺旋体及艾滋病病毒感染的患者应当分别在各自隔离透析治疗间或者隔离透析治疗区进行专机血液透析,治疗间或者治疗区、血液透析机不能相互混用。

管理部门制定管理要求的最终目的是防止传染病传播。而传染病传播的前提是患者具有传染性。判断患者是否有传染性,是决定患者安排在隔离透析区还是普通透析区的重要依据。有传染性的患者放在普通透析区透析,增加了其他患者被感染的风险。没有传染性的患者安排在隔离透析区透析,则增加了该患者的感染风险。《血液净化标准操作规程》(2021 年版)的感染控制监测里也有相关的说明:对于 HBV 抗原阳性患者应进一步行 HBV-DNA 及肝功能指标的检测,对于 HCV 抗体阳性的患者,应进一步行 HCV-

RNA 及肝功能指标的检测。

13. 血液透析机常用的消毒剂有哪几种？

答：（1）次氯酸钠消毒液对脂质、蛋白质有较好的清除作用，消毒效果一般。

（2）过氧乙酸有较好的消毒能力，对蛋白质清除和酸洗能力一般；如透析器破膜或传感器被血液污染应进行过氧乙酸消毒。

（3）冰醋酸有较好的酸洗能力，能清除碱性碳酸盐沉淀，无消毒作用。

（4）透析机专用清洗、消毒剂是一种复合消毒剂，能同时对透析机进行消毒和酸洗。

（5）柠檬酸：除钙作用强，消毒作用弱。建议使用碳酸盐透析液的机器每日进行柠檬酸除钙。

六、参考资料

GB 15982—2012 医院消毒卫生标准

YY 0572—2015 血液透析及相关治疗用水

国卫办医函〔2021〕552 号血液净化标准操作规程（2021 版）

《中华人民共和国药典（二部）》（2010 年版）

ISO 11663:2014 Quality of Dialysis Fluid for Haemodialysis and Related Therapies

第三节 紫外线消毒效果监测

一、监测要求

紫外线辐照度值检测时，测定电压（220±5）V，温度 20～25℃，相对湿度 <60%，紫外线辐照计应在计量部门检定的有效期内使用；指示卡应有消毒产品安全评价报告，并在有效期内使用。

二、紫外线辐照度值的测定

1. 监测方法

（1）紫外线灯辐照计测定法：开启紫外线灯 5 min 后，将测定波长为 253.7 nm 的紫外线辐照计探头置于被检紫外线灯下垂直距离 1 m 的中央处，特殊紫外线灯在推荐使用的距离处测定，待仪表稳定后，所示数据即为该紫外线灯的辐照度值。

（2）紫外线强度照射指示卡监测法：开启紫外线灯 5 min 后，将指示卡置于紫外灯下垂直距离 1 m 处，有图案一面朝上，照射 1 min，紫外线照射后，观察指示卡色块的颜色，将其与标准色块比较，读出照射强度。

2. 结果判定

普通 30 W 直管型紫外线灯,新灯管的辐照强度应符合≥90 μW/cm^2,使用中紫外线灯照射强度≥70 μW/cm^2 为合格,30 W 高强度紫外线新灯的辐射强度≥180 μW/cm^2 为合格。

三、生物监测法

1. 空气消毒效果监测详见第二章第一节"空气消毒效果监测"。

2. 物体表面消毒效果监测详见第二章第二节"环境表面清洁与消毒效果监测"。

四、常见问题及解答

1. 紫外线灯监测时应做好哪些防护?

答:进行紫外线辐照强度监测时,不可直视灯管,不可使光源照射到人,防止紫外线对眼睛、面部及暴露皮肤的辐射。检测过程使用特定检测工具,背对光源进行观察,也可佩戴防护眼罩及面罩或直接佩戴头盔。

2. 紫外线灯监测前有哪些注意事项?

答:紫外线灯日常使用和监测时都应保持灯管表面清洁,灯管表面灰尘、油污都会影响紫外线灯消毒效果及监测的准确性。监测前,先查看灯管表面,可用 95%酒精棉球或纱布擦拭,房间内应保持清洁干燥,减少尘埃和水雾。

3. 紫外线灯辐照计测定时为什么要规定波长?

答:紫外线波长 240~280 nm 是最有效的杀菌波段,尤其在波长为 253.7 nm 时杀菌作用最强。就杀菌速度而言,此波段紫外线对微生物杀灭速度更快。

4. 使用中的紫外线灯照射强度检测标准为什么要≥70 μW/cm^2?

答:医院使用紫外线灯主要用于空气和物表的消毒,紫外线灯杀菌效果与其辐照强度和照射时间相关,照射强度低不仅消毒不彻底,而且可能会引起细菌光复活。

5. 使用中的紫外线灯管需要多久擦拭清洁一次?擦拭时选择什么进行清洁?

答:擦拭紫外线灯管的目的是为了清除紫外线灯管上的灰尘、油污等,其会影响紫外线的穿透作用。《医院空气净化管理规范》(WS/T 368—2012)推荐方法是每周用 70%~80%(体积比)乙醇棉球擦拭一次。使用 75%乙醇可以快速干燥、不留水痕,有消毒作用,且方便易得。而清水擦拭干燥过程慢,会留有水痕,故不推荐使用。

6. 紫外线灯有出厂日期,有专家认为出厂 2 年后即使没有用过的新灯也失效了,这个观点对吗?

答:紫外线灯 2 年失效的观点值得商榷。紫外线灯的杀菌效果主要是通过一定波长的紫外线照射发挥作用,不存在有效成分挥发问题。应监测一下新灯管的紫外线强度,强度在有效范围内可以使用。

7. 物体表面紫外线消毒效果监测时,使用什么采样液?

答:紫外线消毒效果监测时,采样液用 0.03 mol/L 磷酸盐缓冲液或生理盐水采样液即可,不需要添加中和剂。若采样物体表面有其他消毒剂残留时,采样液应含相应中和剂。请注意,紫外线对物体表面消毒最大有效范围是 1.5~2 m。

8. 紫外线灯的监测频率为多久一次?已经登记紫外线累计使用时间了,为什么还要监测强度?

答:紫外线灯的监测频率应根据灯管已使用的时间、使用频率及辐照强度自行选择合理的监测频率。使用时间并不能反映有效强度,即使在规定的使用时间 1 000 h 内但监测强度不符合要求,仍应停止使用。

9. 紫外线消毒效果的检测为什么有条件的要求?

答:测定电压为(220±5)V,温度 20~25℃,相对湿度<60%。

测定电压降低,温度过高或过低,湿度增大均会降低紫外线灯消毒效果检测的准确性。

五、参考资料

GB 15982—2012 医院消毒卫生标准

WS/T 367—2012 医疗机构消毒技术规范

WS/T 368—2012 医院空气净化管理规范

第四节　口腔科综合治疗椅用水的监测

口腔科综合治疗椅是牙科诊疗中常用的设备,牙椅口腔综合水路系统(DUWLs)存在水流缓慢、管道繁多、细菌易滋生、消毒灭菌困难、易被污染等问题。口腔诊疗过程中,口腔用水直接接触患者黏膜,牙科综合治疗台水可能导致医源性感染。目前,我国尚无口腔诊疗用水微生物标准和检测方法的相关标准,对口腔诊疗用水微生物学标准参照《生活饮用水卫生标准》(GB 5749—2006),检测的方法参照《生活饮用水标准检验方法》(GB/T 5750.12—2006)。

一、监测要求

1. 菌落总数的检测

参照《生活饮用水卫生标准》,菌落总数≤100 cfu/ml。

2. 致病菌的检测

当怀疑与医院感染暴发有关时,进行致病菌检测。

二、采样方法

用酒精消毒采样口,等酒精完全挥发后,打开采样口,让水持续流出 30～60 s,用已灭菌的瓶子或试管收集 3～5 ml 样本,注意瓶子或试管口不能碰到采样口外侧。

三、检测方法

以无菌操作方法用灭菌吸管吸取 1 ml 充分混匀的水样,注入灭菌平皿中,倾注约 15 ml 已熔化并冷却到 45℃左右的营养琼脂培养基,并立即旋摇平皿,使水样与培养基充分混匀。待冷却凝固后,翻转平皿,使底面向上,置于(36±1)℃ 培养箱内培养 48 h。

四、结果判定

1. 计算各稀释度平均菌落数

在记下各平皿的菌落数后,应求出同稀释度的平均菌落数,供下一步计算时应用。在求同稀释度的平均数时,若其中一个平皿有较大片状菌落生长时,则不宜采用,而应以无片状菌落生长的平皿作为该稀释度的平均菌落数。若片状菌落不到平皿的一半,而其余一半中菌落数分布又很均匀,则可将此半个平皿菌落计数后乘 2 以代表全皿菌落数,然后再求该稀释度的平均菌落数。

2. 不同稀释度的选择及报告方法

(1) 首先选择平均菌落数在 30～300 之间者进行计算,若只有一个稀释度的平均菌落数符合此范围时,则将该菌落数乘以稀释倍数报告。

(2) 若有两个稀释度,其生长的菌落数均在 30～300 之间,则视二者的比值来决定。若其比值小于 2 应报告两者的平均数,若大于 2 则报告其中稀释度较小的菌落总数,若等于 2 亦报告其中稀释度较小的菌落数。

(3) 若所有稀释度的平均菌落数均大于 300,则应按稀释度最高的平均菌落数乘以稀释倍数报告。

(4) 若所有稀释度的平均菌落数均小于 30,则应按稀释度最低的平均菌落数乘以稀释倍数报告。

(5) 若所有稀释度的平均菌落数均不在 30～300 之间,则应以最接近 30 或 300 的平均菌落数乘以稀释倍数报告。

(6) 若所有稀释度的平板上均无菌落生长,则以未检出报告。

(7) 如果所有平板上都菌落密布,不要用"多不可计"报告,而应在稀释度最大的平板上,任意数其中 2 个平板 1 cm² 中的菌落总数,除以 2 求出每平方厘米内平均菌落数,乘以皿底面积 63.6 cm²,再乘其稀释倍数。

(8) 菌落计数的报告:菌落数在 100 以内时按实有数报告,大于 100 时,采用两位有效数字,在两位有效数字后面的数值,以四舍五入方法计算,为了缩短数字后面的 0 的个数也可用科学计数法来表示。

五、结果报告

口腔用水染菌量(cfu/ml)＝平均每皿菌落数×稀释倍数

六、常见问题及解答

1. 口腔科治疗椅用水需要常规监测吗?

答:没有要求常规监测,在发生医院感染暴发怀疑与其相关时监测。

2. 口腔科治疗椅用水如果监测不合格,该如何处理?

答:发现监测不合格,应及时查找原因,比如从水路的消毒、操作的规范性、水源的安全性等方面查找,一旦发现问题应立即进行改进。

3. 牙科综合治疗台水路污染主要原因有哪些?

答:① 水源水污染;② 使用中回吸或回吸阀失效;③ 储水瓶污染;④ 生物膜形成。

4. 牙科综合治疗台水路污染危险性评估有哪几方面?

答:牙科综合治疗台水路细菌污染后的危险性主要与是否存在致病微生物、水中内毒素浓度、接触者的免疫力以及接触的部位有关。

5. 我国对口腔诊疗用水的要求是什么?

答:口腔诊疗用水分为自来水和无菌水。通常无菌水用于手术部位的冲洗,而自来水可用于非外科手术部位冲洗、牙科手机高速转动冷却、超声洁牙设备用水。

牙科综合治疗台用的水源应符合《生活饮用水卫生标准》(GB 5749—2006)要求。

我国牙科综合治疗台的水源水微生物标准需≤100 cfu/ml,也就是从入水口取水,培养后细菌菌落计数≤100 cfu/ml。

牙科综合治疗台用水宜选择软化水(去离子水),独立储水罐宜选用纯净水或蒸馏水,直接由自来水供水的牙科综合治疗台,入水口应安装粗过滤器和微过滤器。

6. 减少牙科综合治疗台水路微生物的措施有哪些?

答:(1) 牙科综合治疗台自带消毒装置的应遵循生产厂家使用说明进行消毒。

(2) 软水系统消毒应遵照使用说明,定期更换树脂、活性炭、滤过膜等水处理材料,定期对输水管道进行消毒,定期更换各种过滤器。

(3) 每日工作开始前宜对牙科综合治疗台水路系统冲洗 2～3 min,每次治疗开始前和结束后应踩脚闸冲洗牙科综合治疗台水路、气路至少 20～30 s,每日治疗结束后应将独立储水罐中包括水路系统内水排空。

（4）独立储水罐内诊疗用水使用时间不超过 24 h。

（5）每周应对独立储水罐进行清洁消毒,消毒剂宜选择含有效氯 500 mg/L 的消毒液或 2% 过氧化氢消毒液或其他适宜的合法有效的消毒剂(选择消毒剂前最好与牙科综合治疗台厂家沟通,避免不合适的消毒剂损坏牙椅)。独立储水罐中加满配制好的消毒剂摇动 5 s,放置 10～20 min 后再摇动数秒钟,再用清水冲洗储水罐 2 次。将牙科综合治疗台上连接的口腔诊疗器械卸下,独立储水罐中装满配制好的消毒剂,并把管线放置于水桶内,开启反冲水开关,让消毒液从各管线内流出,在各管线内停留 10～20 min。消毒后将独立储水罐内的消毒剂排空,用清水反复冲洗管线 2 次,让清水从各管线流出 2～3 min。

（6）开诊前将独立储水罐加满牙科诊疗用水备用。

7. 口腔科手机是否可以使用超声清洗机清洗?

答:口腔科手机不宜使用超声清洗机清洗。根据《口腔器械消毒灭菌技术操作规范》(WS 506—2016)附录 D 中关于牙科手机清洗、保养方法的阐述,牙科手机不宜选用超声波清洗。

8. 牙科综合治疗台水路系统常用的消毒处理措施有哪些?

答:牙科综合治疗台水路消毒方法分为非化学消毒法和化学消毒法,具体见表 5-6。

表 5-6　牙科综合治疗台水路消毒方法

分类	方法	优点	缺点
非化学消毒法	独立水源	没有浮游菌	对已形成的生物膜无效,更换麻烦
	冲洗水路	简单易行,有效减少浮游菌	对已形成的生物膜无效
	安装过滤装置	部分减少浮游菌	可能导致堵塞及对生物膜无效
	使用防回吸手机	部分减少浮游菌	对已形成的生物膜无效
	改善水管的材质	可以部分减少浮游菌和生物膜	但效果尚未达到可接受的理想水平
化学消毒法	使用含氯消毒剂、过氧化氢或者厂家推荐的消毒剂周期性或持续性进行消毒	对浮游菌和生物膜都有效	生物安全性问题及可能对补牙材料或牙科设备产生潜在影响

从上表可以看出,目前没有某一种理想的方法可以满足临床对水路消毒的要求。因此,各口腔诊疗机构应根据相关规范、指南,结合自己医院实际情

况合理选择组合方法。

七、参考资料

GB 5749—2006 生活饮用水卫生标准

GB/T 5750.12—2006 生活饮用水标准检验方法微生物指标

第五节　空调清洗消毒效果监测

中央空调及新风系统的污染问题一直以来没有引起人们的重视。最近几年,随着雾霾问题的凸显,空调过滤网及风管的卫生状况逐渐引起人们的注意。本章节汇总了关于中央空调监测的方法及要点,需要说明的是,目前空调系统的监测仍应由有资质的第三方检测机构来完成,并出具检测报告,但院感染控制部门应对本医疗机构内负责中央空调及新风系统维护的部门进行监督管理。

一、监测要求

1. 监测频率

（1）医院中央空调系统的卫生检测应每年≥1次。

（2）初次启用或次年度再次使用时,应对冷却塔、冷却水管路以及冷冻水（含采暖热水）管路进行清洗消毒,消毒完毕抽取管网水及冷凝水送至有检测资质的机构进行检测。

（3）当空调通风系统被生物污染物污染时,应对其进行消毒。

（4）医院中央空调系统使用期间应每2个月对空气处理设备的空气消毒装置、过滤器、换热器盘管、凝结水盘以及设备的箱体内壁表面进行生物污染物污染状态检测。检测结果应达到物体表面卫生标准。

2. 集中空调通风系统卫生要求

（1）新风量　≥30 m³/(h·人)

（2）送风质量　PM10≤0.15 mg/m³

（3）送风卫生标准

Ⅱ类环境　总菌落数≤200 cfu/m³

Ⅲ类环境　总菌落数≤500 cfu/m³

（4）物体表面卫生标准

Ⅱ类环境　总菌落数≤5 cfu/cm²

Ⅲ类环境　总菌落数≤5 cfu/cm²

（5）风管内表面卫生标准　积尘量≤20 g/m²

细菌总数≤100 cfu/cm²

真菌总数≤100 cfu/cm²

（6）致病菌：不得检出 β-溶血性链球菌和嗜肺军团菌。

3. 清洗、消毒效果要求

（1）清洗效果要求

① 风管清洗后，风管内表面积尘残留量宜<1 g/m²，风管内表面细菌总数、真菌总数均应<100 cfu/m²。

② 部件清洗后，表面细菌总数、真菌总数均应<100 cfu/m²。

（2）消毒效果要求

① 集中空调系统消毒后，其自然菌去除率应>90%，风管内表面细菌总数、真菌总数均应<100 cfu/m²，且不得检出致病微生物。

② 冷却水消毒后，其自然菌去除率应>90%，且不得检出嗜肺军团菌等致病微生物。

（3）采样时间：集中空调系统清洗消毒后 7 天内。

4. 空气净化效果的检测

详见第二章第一节"空气净化效果监测"。

二、微生物学检测

1. 送风口细菌、真菌菌落总数的检测

（1）采样时间：集中空调系统正常运转条件下，关闭门窗 15～30 min 以上，尽量减少人员活动幅度与频率，记录室内人员数量、温湿度与天气状况等。

（2）采样点：每套空调系统选择 3～5 个送风口进行检测，每个风口设置 1 个检测点，一般设在送风口下方 15～20 cm、水平方向向外 50～100 cm 处。

（3）采样方法：按无菌操作，使用撞击式微生物采样器以 28.3 L/min 流量采集 5～15 min。

（4）培养基：细菌菌落总数检测：营养琼脂培养基。

真菌菌落总数检测：沙氏琼脂培养基。

（5）检测方法

① 将采集细菌后的营养琼脂平皿置于(36±1)℃培养箱中培养 48 h，计数菌落数。

② 将采集真菌后的沙氏琼脂培养基平皿置 28℃培养 5 天，逐日观察并于第 5 天记录结果。（若真菌数量过多可于第 3 天计数结果，并记录培养时间）

（6）结果计算：菌落计数，按稀释比及采气体积换算成单位为 cfu/m³ 的数值。

（7）结果判定：一个集中空调系统送风中细菌、真菌菌落总数分别按该系统全部检测的送风口真菌总数测定值中的最大值给出。

2. 集中空调风管内表面微生物检验

（1）采样点

① 机器人采样：每套空调系统至少选择 3 个采样点,在每套空调系统的风管中(如送风管、回风管、新风管)选择 3 个代表性采样断面,每个断面设置 1 个采样点。

② 手工擦拭采样：每套空调系统至少选择 6 个采样点,在每套空调系统的风管中选择 2 个代表性采样断面,每个断面在风管的上面、底面和侧面各设置 1 个采样点。如确实无法在风管中采样,可抽取该套系统全部送风口的 3%～5%且不少于 3 个作为采样点。

③ 风管采样：将维修孔、清洁孔打开或现场开孔,在送风口采样时将风口拆下。

（2）采样方法：使用定量采样机器人或手工法在确定的位置、规定的面积内采集风管表面全部积尘,表面积尘较多时用刮拭法采样,积尘较少不适宜刮拭法时用擦拭法采样。微生物检测时,整个采样过程应无菌操作。

（3）培养基

细菌菌落总数检测：营养琼脂培养基。

真菌菌落总数检测：沙氏琼脂培养基。

（4）检测方法：刮拭法采集的积尘样本无菌操作称取 1 g 积尘样品(擦拭法直接无菌操作取擦拭物),加入吐温 80 水溶液中,做 10 倍梯级稀释,取适宜稀释度 1 ml 倾注法接种平皿。

营养琼脂平皿置于(36±1)℃培养箱中培养 48 h,计数细菌菌落总数。

沙氏琼脂培养基平皿置 28℃培养 5 天,逐日观察并于第 5 天记录结果。若真菌数量过多可于第 3 天计数结果,并记录培养时间。

（5）结果计算：菌落计数,按稀释比换算成单位为 cfu/cm^2 的数值。

（6）结果判定：一个集中空调系统风管表面细菌菌落、真菌菌落总数分别按该系统全部检测的送风口菌落总数测定值中的最大值给出。

三、致病菌的检测

（一）送风中嗜肺军团菌检验方法

1. 试剂准备

（1）采样吸收液 1：GVPC 液体培养基

GVPC 添加剂成分：	多黏菌素 B 硫酸盐	10 mg
	万古霉素	0.5 mg
	放线菌酮	80 mg
BCYE 添加剂成分：	α-酮戊二酸	1.0 g
	氢氧化钾	2.88 g
	L-半胱氨酸盐酸盐	0.4 g

　　　　　　　　　　焦磷酸铁　　　　　　　　　　0.25 g

　　　　　　　　　　N-2-酰胺基-2-氨基乙烷磺酸(ACES)　　10.0 g

　　吸收液成分：　　活性炭　　　　　　　　　2 g

　　　　　　　　　　酵母浸出粉　　　　　　　10 g

　　　　　　　　　　GVPC 添加剂

　　　　　　　　　　BCYE 添加剂

　　　　　　　　　　蒸馏水　　　　　　　　1 000 ml

　　将活性炭、酵母浸出粉加水至 1 000 ml,121℃下高压灭菌 15 min,加入
GVPC 添加剂和 BCYE 添加剂,分装于灭菌后的离心管中备用。

　　(2)采样吸收液 2:酵母提取液

　　吸收液成分：　　酵母浸出粉　　　　　　12 g

　　　　　　　　　　蒸馏水　　　　　　　　1 000 ml

　　将酵母浸出粉加水至 1 000 ml,121℃下高压灭菌 15 min,分装于灭菌后
的离心管(G.3.3)中备用。

　　(3)盐酸氯化钾溶液

　　　　　　　　　　盐酸(0.2 mol/L)　　　3.9 ml

　　　　　　　　　　氯化钾(0.2 mol/L)　　20 ml

　　将上述成分混合,用 1 mol/L 氢氧化钠调整 pH＝2.2±0.2,121℃下高
压灭菌 15 min 备用。

　　2. 采样

　　(1)采样点:每套空调系统选择 3～5 个送风口进行检测,每个风口设置 1
个测点,一般设在送风口下方 15～20 cm、水平方向向外 50～100 cm 处。

　　(2)采样方法

　　① 将 20 ml 采样吸收液 1 倒入微生物气溶胶采样器中,然后用吸管加入
矿物油 1～2 滴。

　　② 将微生物气溶胶浓缩器与微生物气溶胶采样器连接,按照微生物气溶
胶浓缩器和微生物气溶胶采样器的流量要求调整主流量和浓缩流量。

　　③ 按浓缩器和采样器说明书,每个气溶胶样品采集 1～2 m³ 空气。

　　④ 将 20 ml 采样吸收液 2 倒入微生物气溶胶采样器中,然后用吸管加入
矿物油 1～2 滴;在相同采样点重复②～③。

　　⑤ 采集的样品不必冷冻,但要避光和防止受热,4 h 内送实验室检验。

　　3. 检验步骤

　　(1)样品的酸处理:采样后的吸收液 1 和吸收液 2 原液各取 1 ml,分别加
入盐酸氯化钾溶液充分混合,调 pH 至 2.2,置 15 min。

　　(2)样品的接种:在酸处理后的 2 种样品中分别加入 1 mol/L 氢氧化钾

溶液,中和至 pH 为 6.9,各取悬液 0.2～0.3 ml 分别接种 GVPC 平板。

（3）样品的培养:将接种平板静置于浓度为 5%、温度为 35～37℃ 的 CO_2 培养箱中,孵育 10 天。

（4）菌落观察:从孵育第 3 天开始观察菌落。军团菌的菌落颜色多样,通常呈白色、灰色、蓝色或紫色,也能显深褐色、灰绿色、深红色;菌落整齐,表面光滑,呈典型毛玻璃状,在紫外灯下,部分菌落有荧光。

（5）菌落验证:从平皿上挑取 2 个可疑菌落,接种 BCYE 琼脂平板和 L-半胱氨酸缺失的 BCYE 琼脂平板,35～37℃ 培养 2 天,凡在 BCYE 琼脂平板上生长而在 L-半胱氨酸缺失的 BCYE 琼脂平板不生长的则为军团菌菌落。

（6）菌型确定:应进行生化培养与血清学实验确定嗜肺军团菌。

生化培养:氧化酶（-/弱+）,硝酸盐还原（-）,尿素酶（-）,液化明胶（+）,水解马尿酸。

血清学实验:用嗜肺军团菌诊断血清进行分型。

4. 结果报告

两种采样吸收液中至少有一种吸收液培养出嗜肺军团菌,即为该采样点嗜肺军团菌阳性。一套系统中任意一个采样点嗜肺军团菌检测阳性,即该空调系统送风中嗜肺军团菌的测定结果为阳性。

（二）冷却水、冷凝水中嗜肺军团菌的检测

1. 采样点

冷却水采样点在距塔壁 20 cm、液面下 10 cm 处;冷凝水采样点在排水管或冷凝水盘处。

2. 采样方法

用灭菌广口采样瓶,按无菌操作,在每个采样点取约 500 ml 水样送检。

3. 检测方法

（1）样本前处理:样本如有杂质,可采用静置沉淀或 1 000 r/min 离心 1 min 去除。

（2）浓缩:将经沉淀或离心的样品通过滤膜过滤,取下滤膜置于 15 ml 灭菌水中,充分洗脱,备用。

（3）热处理:取 1 ml 洗脱样品,置 50℃ 水浴加热 30 min。

（4）酸处理:取 5 ml 洗脱样品,调 pH 至 2.2,轻轻摇匀,放置 5 min。

（5）接种:取洗脱样品、热处理样品及酸处理样品各 0.1 ml,分别接种 GVPC 培养皿。

（6）培养:将培养皿置于（36±1）℃ 的 CO_2 培养箱中。观察到有培养物生成时,反转平板,孵育 10 天,注意保湿。

4. 结果判定

（1）菌落观察：军团菌生长缓慢，易被其他菌掩盖，从孵育第 3 天开始每天在显微镜上观察。军团菌的菌落颜色多样，通常呈白色、灰色、蓝色或紫色，也能显深褐色、灰绿色、深红色；菌落整齐，表面光滑，呈典型毛玻璃状，部分菌落有荧光。

（2）菌落验证：从平皿上挑取 2 个可疑菌落，接种于 BCYE 琼脂平板和 L-半胱氨酸缺失的 BCYE 琼脂平板，35～37℃培养 2 天，凡在 BCYE 琼脂平板上生长而在 L-半胱氨酸缺失的 BCYE 琼脂平板不生长的则为军团菌菌落。

（3）菌型确定：应进行生化培养与血清学实验确定嗜肺军团菌。

生化培养：氧化酶（－/弱＋），硝酸盐还原（－），尿素酶（－），液化明胶（＋），水解马尿酸。

血清学实验：用嗜肺军团菌诊断血清进行分型。

（三）送风中 β-溶血性链球菌检验方法

1. 采样时间

集中空调系统正常运转条件下，关闭门窗 15～30 min 以上，尽量减少人员活动幅度与频率，记录室内人员数量、温湿度与天气状况等。

2. 采样点

每套空调系统选择 3～5 个送风口进行检测，每个风口设置 1 个检测点，一般设在送风口下方 15～20 cm、水平方向向外 50～100 cm 处。

3. 采样方法

按无菌操作，使用撞击式微生物采样器以 28.3 L/min 流量采集 5～15 min。

4. 培养皿血琼脂培养基

5. 检测方法

（1）采样后的血琼脂平皿置于（36±1）℃培养箱中培养 24～48 h。

（2）结果观察：培养后，血琼脂平皿上形成呈灰白色、表面突起、直径 0.5～0.7 mm 的细小菌落，菌落透明或半透明，表面光滑有乳光；镜检为革兰阳性球菌，呈链状排列；菌落周围有明显的 2～4 mm 界限分明、完全透明的无色溶血环。

6. 结果计算

菌落计数，按稀释比及采气体积换算成单位为 cfu/m^3 的数值。

7. 结果判定

一个集中空调系统送风中 β-溶血性链球菌的测定结果按该系统全部检

测的送风口 β-溶血性链球菌测定值中的最大值给出。

四、常见问题及解答

1. 空调系统的监测需要常规开展吗？感染管理科应该做哪些工作？

答：空调系统应每年开展监测，由有资质的第三方进行检测。作为感染管理科应督促该项监测工作的如期进行。空调的清洗消毒关系到患者及其家属、工作人员的安全。同时，在重点部门的常规监测中一旦发现问题，要考虑到空调的问题。

2. 监测中为什么要强调嗜肺军团菌的监测？

答：嗜肺军团菌是一种细胞兼性寄生的细菌，革兰染色阴性，现已发现嗜肺军团菌有 15 个血清型。其中，嗜肺军团菌血清 1 型(Lp1)与人类疾病关系最密切，其次为血清 4 型(Lp4)和 6 型(Lp6)，常侵犯人类的巨噬细胞。军团菌肺炎是嗜肺军团菌引起的以肺炎表现为主，可能合并肺外其他系统损害的感染性疾病，是军团菌病的一种临床类型。

军团菌为水源中常见的微生物，暴发流行多见于医院、旅馆、建筑工地等公共场所，常经供水系统、空调和雾化而被吸入，引起呼吸道感染。环境及水源的监控是控制本病流行的关键。预防军团菌感染的主要策略是控制军团菌在水体中的增殖，减少气溶胶的产生。定期对一些环境水体进行军团菌监测和消毒非常重要。空调系统的冷却塔、蒸发冷凝器、液体冷却器等均可能是产生和输送含军团菌气溶胶的重要途径，必须对空调系统进行常规检测和消毒。

3. 检测发现军团菌，应采用什么样的消毒方式？

答：军团菌的消毒方法有：① 供水系统加氯消毒法是目前最普遍使用的方法，但研究显示效果不理想。② 加热冲洗法除菌效果最佳。本法要求将水加热到末端出水口温度达到 70～80℃，并使用热水冲刷 30 min 以上，对于去除局部如莲蓬头等处的细菌，尤其是军团菌引起的生物膜，是一种较好的方法。铜银离子对军团菌的影响不明显，也不能清除生物膜。二氧化氯可有效清除盲端管内生物群体，但干预终止后军团菌很快恢复至干预前水平。供水系统末端安装过滤器并定时更换对于有些部门如移植病房是一种简单、有效的预防方法。

4. 冷冻水、冷却水、冷凝水有什么区别？

答：冷冻水是指在空调主机蒸发器降温，再送到风机盘管，为室内空间降温的冷媒水，冷冻水系统一般是封闭循环，为普通的自来水，或者乙二醇，温度一般在 7～12℃。到了冬天，冷冻水切换至锅炉升温，作为热媒传送到末端的风机盘管进行热交换。此水体需要定期投药、消毒、排污。当冷冻水循环系统压力表出现异常时应清洗过滤装置。

冷却水,主要是将中央空调制冷机房产生的热量带入到冷却塔进行冷却,与外界空气充分接触,冷却过程中易形成气溶胶,需要重点监控军团菌。

冷凝水,指房间空调在制冷时,风机盘管下方的冷凝水盘,以及冷冻水管道外壁上所凝结的露水,通过冷凝水盘及排水管排至下水道或室外。

5. 风机盘管下的冷凝水盘应如何清洗消毒?

答:冷凝水盘每年清洗,清洗方法为拆卸后湿式清洗。Ⅱ类环境清洗频率每年不少于 2 次,Ⅲ类环境清洗频率每年不少于 1 次。消毒前应先清洗,可采用浸泡法、擦拭法或喷雾法,重复使用的部件用季铵类消毒剂,不重复使用的用过氧化物类消毒剂。

6. 什么是 GVPC 培养基?

答:军团菌 GVPC 琼脂是为从大部分呼吸道标本中分离军团菌而特制的,也可以从水中分离出军团菌,GVPC 培养基通过三个抗生素的优化组合可很好地抑制革兰阳性菌、革兰阴性菌、酵母菌和霉菌的生长。军团菌特异菌落的颜色为蓝灰色,但是经过一段时间以后可以变为白色。军团菌菌落外缘呈桃红色,在双筒显微镜下观察时,可以看到像磨砂玻璃一样的外表。

7. 中央空调系统的维护应由谁来完成?

答:中央空调系统的维护分为滤网维护、风机盘管维护和管道维护。滤网维护包括滤网的清洗和更换。风机盘管维护包括风机盘管的清洗和冷凝水盘的清洗,这些一般均由使用单位的总务部门按照一定的频率来完成。管道的维护包括管道检修和清洗,管道检修由使用单位的总务部门来完成,管道清洗应由有资质的空调清洗公司使用专用机器完成。

8. 如已有肉眼可见的霉斑,还需要做生物培养吗?

答:当有肉眼可见的霉斑时,说明空调通风系统已经被微生物污染物,应直接通知空调维护部门进行清洗消毒,清洗消毒后 7 天内采样评价效果。

9. 什么时候需要对中央空调系统进行检测?

答:中央空调系统应每年清洗,并由有资质的第三方公司进行检测,出具检测报告。一般情况下,院感染管理部门对空调系统进行督查,只需要进行目测,并查阅空调清洗记录和检测报告。但是,当对某一个部门环境空气监测发现霉菌超标时,需要对空调系统的风口、滤网、管道进行采样检测。

10. 中央空调日常维护及督查应如何进行?

答:中央空调系统维护不佳,一般会出现风口霉斑、冷却水异味等。后勤负责该项工作人员除了正常开机关机以外,还应经常到使用部门目测出风口、回风口灰尘和霉斑情况,巡查冷却塔处水质情况,从而了解空调维护状况。临床科室在发现空调风口集灰或有霉斑时也应及时反馈到维护部门,及时进行滤网清洁或更换。感染管理科在发现重点科室空气培养结果超标时也应与维护人员共同查找原因。

11. 集中空调通风系统运行过程维护保养包括哪些内容?

答:集中空调通风系统运行过程维护保养内容有:① 空调机房保持清洁、干燥;② 冷却(加热)盘管不得出现积尘和霉斑;③ 凝结水盘不得出现漏水、腐蚀、积垢、积尘、霉斑,排水管应当保持通畅;④ 冷却塔内部保持清洁,做好过滤、缓蚀、阻垢、杀菌和灭藻(除藻)等日常性水处理工作;⑤ 风管管体保持完好无损,检修口能正常开启和使用,风管内不得有垃圾、动物尸体及排泄物;⑥ 新风口、送风口、回风口和排风口的风口及周边区域不得出现积尘、潮湿、霉斑或者滴水现象,保持周边区域清洁;⑦ 加湿、除湿设备不得出现结垢、积尘和霉斑,水源符合《生活饮用水卫生标准》的要求。

12. 医院中央空调系统的空气过滤器的检查周期、评价指标及管理要求有哪些?

答:医院中央空调系统的空气过滤器的检查周期、评价指标及管理具体要求见表5-7。

表5-7 空气过滤器的检查周期、评价指标及管理要求

过滤器种类	检查周期	评价标准	管理要求
新风入口过滤器	7天(多风沙地区宜更短)	网眼被堵塞>50%	清洗并消毒
重复使用型粗效过滤器	20天	网眼被堵塞>50%	清洗并消毒
一次性使用型粗效过滤器	≤2个月	阻力高于额定初阻力50 Pa	更换
中效过滤器	≤4个月	阻力高于额定初阻力60 Pa	更换

五、参考资料

WS/T 368—2012 医院空气净化管理规范

WS 488—2016 医院中央空调系统运行管理

WS/T 394—2012 公共场所集中空调通风系统卫生规范

WS/T 395—2012 公共场所集中空调通风系统卫生学评价规范

WS/T 396—2012 公共场所集中空调通风系统清洗消毒规范

第六节　餐(饮)具清洗消毒效果监测

由于医院有数量众多的住院病人及工作人员,所以医院里的食品安全是非常重要的。而餐具的清洗消毒质量也是食品安全的一个方面。餐具的清洗消毒效果监测也可作为一个监控手段参与到对餐饮部门的监管中。

该项监测没有要求常规开展,在暴发医院感染怀疑与餐饮相关时开展,也可以在夏季随机抽查起到督促作用。

一、监测要求

1. 感官要求

餐(饮)具应表面光洁,不得有附着物,不得有油渍泡沫、异味。

2. 微生物限量

不得检出大肠菌群、沙门氏菌。

二、采样时间

在消毒后、使用前进行采样。

三、采样方法

1. 大肠菌群(发酵法)及致病菌指标的餐(饮)具采样

(1) 筷子采样:以 5 根筷子为一件样品。将 5 根筷子的下段(进口端)5 cm 处(长 5 cm×周长 2 cm×5 根,50 cm^2),置 10 ml 灭菌生理盐水大试管中,充分振荡 20 次后,移出筷子。视具体情况,5 根筷子可分别振荡。或用生理盐水湿润棉拭子,分别在 5 根筷子的下段(进口端)5 cm 处表面范围均匀涂抹 3 次后,用灭菌剪刀剪去棉拭子与手接触的部分,将棉拭子置于相应的液体培养基中。

(2) 其他餐(饮)具采样:以 1 ml 无菌生理盐水湿润 10 张 2.0 cm×2.5 cm(5 cm^2)灭菌滤纸片(总面积为 50 cm^2)。选择餐(饮)具通常与食物接触的内壁表面或与口唇接触处,每件样品分别贴上 10 张湿润的灭菌滤纸片。30 s 后取下,置相应的液体培养基内。或用无菌生理盐水湿润棉拭子,分别在 2 个 25 cm^2(5 cm×5 cm)面积范围来回均匀涂抹整个方格 3 次后,用灭菌剪刀剪去棉拭子与手接触的部分,将棉拭子置相应的液体培养基中。4 h 内送检。

2. 大肠菌群(纸片法)指标的餐(饮)具采样

(1) 筷子采样:以 5 根筷子为一件样品,用无菌生理盐水湿润餐具大肠菌群快速检验纸片后,立即将筷子下段(进口端)(约 5 cm)涂抹纸片,每件样品涂抹两张快速检验纸片,置无菌塑料袋内。

（2）其他餐（饮）具采样：用无菌生理盐水湿润餐具大肠菌群快速检验纸片后，立即贴于餐（饮）具通常与食物或口唇接触的内壁表面或与口唇接触处，每件贴两张快速检验纸片，30 s后取下，置无菌塑料袋内。

四、检测方法

1. 大肠菌群的检测方法

（1）发酵法

① 筷子：如为棉拭子涂抹采样，直接将采样后的棉拭子置10 ml装有玻璃小导管的月桂基硫酸盐胰蛋白胨（LST）肉汤内。如为生理盐水振荡采样，直接将采样后的10 ml液体全部加入装有玻璃小导管的双料月桂基硫酸盐胰蛋白胨（LST）肉汤内。（36±1）℃培养24～48 h。

② 其他餐（饮）具：直接将采样后的棉拭子或全部纸片置10 ml装有玻璃小导管的月桂基硫酸盐胰蛋白胨（LST）肉汤内。（36±1）℃培养24～48 h。

③ 初发酵试验：（24±2）h后观察导管内是否有气泡产生，（24±2）h产气者进行复发酵试验，如未产气则继续培养至（48±2）h，产气者进行复发酵试验，未产气者为大肠菌群阴性。

④ 复发酵试验：用接种环从产气的LST肉汤管中分别取培养物1环，接种于煌绿乳糖胆盐肉汤（BGLB）管中，（36±1）℃培养（48±2）h，观察产气情况。产气者计为大肠菌群阳性管。

（2）纸片法：将已采样的大肠菌群快速检验纸片置（36±1）℃培养16～18 h，观察结果。结果判定按产品说明书执行。

2. 沙门氏菌的检测方法

（1）预增菌

① 筷子：如为棉拭子涂抹采样，直接将采样后的棉拭子置10 ml缓冲蛋白胨水内。如为生理盐水振荡采样，直接将采样后的10 ml液体全部加入90 ml缓冲蛋白胨水内，（36±1）℃培养18～24 h。

② 其他餐（饮）具：直接将采样后的棉拭子或全部纸片置10 ml缓冲蛋白胨水内，（36±1）℃培养18～24 h。

（2）增菌

轻轻摇动培养过的样品混合物，移取1 ml，转种于10 ml四硫磺酸钠煌绿（TTB）增菌液内，于（42±1）℃培养18～24 h。同时，另取1 ml，转种于10 ml亚硒酸盐胱氨酸（SC）增菌液内，于（36±1）℃培养18～24 h。

（3）培养：分别用直径3 mm的接种环取增菌液1环，划线接种于一个亚硫酸铋（BS）琼脂平板和一个木糖赖氨酸脱氧胆盐（XLD）琼脂平板（或HE琼脂平板或沙门氏菌属显色培养基平板），于（36±1）℃分别培养40～48 h（BS琼脂平板）或18～24 h（XLD琼脂平板、HE琼脂平板、沙门氏菌属显色培养

基平板),观察各个平板上生长的菌落,各个平板菌落特点如下:

BS琼脂:菌落为黑色有金属光泽、棕褐色或灰色,菌落周围培养基可呈黑色或棕色,有些菌株形成灰绿色的菌落,周围培养基不变。

HE琼脂:蓝绿色或蓝色,多数菌落中心黑色或几乎全黑色,有些菌株为黄色,中心黑色或几乎全黑色。

XLD琼脂:菌落呈粉红色,带或不带黑色中心,有些菌株可呈现大的带光泽的黑色中心,或呈现全部黑色。

沙门氏菌显色培养皿:按照显色培养基的说明进行判定。

(4)细菌鉴定:根据沙门氏菌的生化及血清学特点进行细菌鉴定及血清学分型。

五、结果报告

综合上述试验结果,报告每 $50\ cm^2$ 检出或未检出大肠菌群、沙门氏菌。

六、常见问题及解答

1. 餐具监测应由哪个部门来做?

答:餐具监测可以由检验科或者有检测能力的感染管理科完成,也可以请疾病控制中心或第三方检测中心来做。

2. 餐具监测结果需要报哪里?

答:餐具监测结果可以报感染管理科、餐饮部及其管理部门。监测结果主要起到督促餐饮部门的餐具清洗消毒改进工作的作用。

3. 餐具监测宜在什么时间来做?

答:宜在夏季进行餐具卫生检测,因为夏季是肠道疾病好发季节。或者是发生肠道感染集聚事件时,对食品、餐具及工作人员手进行相关卫生学检测。

七、参考资料

GB 14934—2016 食品安全国家标准消毒餐(饮)具

GB 4789.3—2016 食品安全国家标准 食品微生物学检验 大肠菌群计数

GB 4789.4—2016 食品安全国家标准 食品微生物学检验 沙门氏菌检验

第七节　致病菌检测

当怀疑被某致病菌污染时,或怀疑医院感染与某致病菌有关时,致病菌的检测依据污染情况进行相应指标菌的检测。检测方法参考相关标准。

医院清洗消毒后的器械及物品、空气、环境表面及清洁消毒后的医务人员的手均不得检出致病菌。餐（饮）具清洗消毒后不得检出大肠菌群、沙门氏菌，集中空调系统送风不得检出 β-溶血性链球菌和嗜肺军团菌。

常见问题及解答

1. 是否要对新生儿室医务人员进行咽拭子培养？

答：不一定，并无规范要求对新生儿室医务人员进行咽拭子的培养。有的医院考虑到新生儿是易感人群，开展新生儿室医务人员咽拭子的培养也是可行的。无论是否开展咽拭子培养，新生儿医务人员在诊疗过程中都应进行标准预防，并严格执行手卫生规范和无菌操作。

2. 致病菌的检测应选用何种培养基和培养方法？

答：致病菌的检测根据监测目的采取不同的方法，根据目标微生物的种类和特点，选择更有利于目标微生物检出和分离鉴定的培养基或者选择性培养基，不推荐采用倾注法。如果目标菌量太少，为了提高检出率，也可以采用离心弃取上清液的方法对标本进行浓缩后涂布或接种于相应培养皿中。

第六章 监测质量控制

一、检验前质量控制

1. 标本采集质量控制

（1）采样人员熟知医院感染环境卫生学基本知识，熟练掌握采样方法，按照标准操作规程要求选择正确、有效的采样方法，科学布点。

（2）采样时机：根据监测要求选取合理的采样时间。

（3）采集过程

① 采样前，采样人应做好手卫生，佩戴帽子和口罩；核对采样物品是否在有效期内，包装有无破损；无论外购或自制的缓冲液（中和剂）、培养基都应确保无菌，规格板每次使用前应灭菌。

② 采样过程应严格执行无菌操作。

• 棉签采样法采集医务人员手或环境表面时，采样前棉签应充分预湿；采样过程中棉签不应触碰到采样区域以外的任何区域；拔、塞试管橡皮塞前应用酒精灯消毒管口。

• 空气采样时，平皿盖应扣放于平皿旁（见图6-1），采样结束后，平皿应倒扣摆放送检。

• 水样采集时，采样容器不能触碰到采样口外侧。

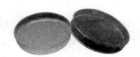

图6-1 平皿盖摆放位置

③ 采样顺序

• 棉签采样时应从距离采样人员近处至远处采样，避免采样过程跨过采样区域，防止污染。

• 空气采样时，房间内摆放平皿应由里向外，收集平皿应由外向里，摆放和收集平皿过程中手不得越过已打开的平皿区域，避免污染。

2. 标本运送质量控制

采样后应及时置于送检容器中送检，送检时间不得超过4 h；运送过程试管应保持直立状态，禁止平放；培养皿应倒扣放于容器中，适当固定，防止倒翻。使用标本运送箱运送标本，减少标本运送过程中的污染。

3. 标本前处理质量控制

（1）规范填写申请单 申请单应清楚表明检测项目、监测内容、采集日期及时间，空气平皿应标注摆放时间。

（2）标本接收 收到标本后，检测人员应对所有标本进行规范化编号，防止错号、漏号,规定时间内完成接种和培养等相应指标的检测。

二、检验中质量控制

1. 方法 对各种类型的标本,根据操作规程选择不同的检测方法。

2. 仪器设备 定期检查仪器,确保仪器设备处于最佳状态下运作。

3. 室内质量控制

(1) 培养基:无论购买还是自制,先观察其一般性状,如外观、厚度等,每批次(新批号及每一货次)试剂使用前进行无菌试验和性能验证(生长试验、生长抑制试验等)。

(2) 试剂:使用前注明开启时间和失效期,按要求进行阳性和阴性质控。

(3) 倾注平板法检测时,熔化的营养琼脂倒入已加样的平皿后,立即旋摇平皿,使样本与培养基充分混匀,每个样本接种两个平行平皿。

(4) 作平皿菌落计数时,可用眼睛直接观察,必要时用放大镜检查,以防遗漏。

(5) 当有不同稀释倍数的结果时,应选择合适的稀释倍数进行报告。

(6) 如果平皿上菌落密布,不要用"多不可计"报告,而应在两个平行平皿上,任意数 1 cm^2 中的菌落总数,求出每平方厘米内平均菌落数.乘以皿底面积 63.6 cm^2,得出平均每皿菌落数。

三、检验后质量控制

1. 报告基本要求 完整、准确、及时。

2. 对于检测超标或达到干预水平的结果,及时寻找原因,采取整改或干预措施,并再次送检。

四、参考资料

尚红,王毓三,申子瑜. 全国临床检验操作规程[M]. 4 版. 北京:人民卫生出版社,2015.

周庭银,倪语星,胡继红,等. 临床微生物检验标准化操作[M]. 3 版. 上海:上海科学技术出版社,2015.

陈东科,孙长贵. 实用临床微生物学检验与图谱[M]. 北京:人民卫生出版社,2011.

附录1 医院各重点部门监测一览表

部门	监测项目	监测频次	备注
重症监护病房	空气净化效果；医务人员手卫生效果	每季度一次	
移植、烧伤病房 层流洁净病房	空气(含层流床)净化效果 医务人员手卫生效果	每季度一次	
手术室	空气净化效果 医务人员手卫生效果	每季度一次	根据洁净房间总数,合理安排每次监测的房间数量,保证每个洁净房间能每年至少监测一次
产房、新生儿室、母婴室	空气净化效果；医务人员手卫生效果	每季度一次	
血液透析中心(室)	空气净化效果；医务人员手卫生效果	每季度一次	
	透析用水、透析液细菌监测	每月一次	
	透析用水、透析液内毒素监测	每季度一次	
内镜室	空气净化效果(ERCP检查室)	每季度一次	消毒内镜采用轮换抽检的方式,每次按25%的比例抽检。内镜数量≤5条,每次全部监测；>5条,监测数量不低于5条
	医务人员手卫生效果 消毒内镜	每季度一次	
静脉配置中心	空气净化效果	每季度一次	包括配置间、生物安全柜、水平层流台
导管室	空气净化效果；医务人员手卫生效果	每季度一次	

续表

部门	监测项目	监测频次	备注
消毒供应中心	医务人员手卫生效果	每季度一次	应每年用温度压力检测仪置于最难灭菌部位监测温度、压力和时间等参数
	清洗质量	每季度一次	
	物理监测 灭菌参数	每次	
	化学监测	每个灭菌包	
	生物监测	每周一次	包外应有化学指示物,高度危险品放置包内化学指示物,置于最难灭菌部位
	压力蒸汽灭菌	每周一次	
	干热灭菌	每灭菌批次	
	环氧乙烷	每天使用时	植入物的灭菌应每批次进行生物监测。生物检测合格后,方可使用
	过氧化氢	至少一次	
	低温蒸汽甲醛	每周一次	
	消毒物品	每季度一次	
口腔科、感染疾病科	医务人员手卫生效果	每季度一次	
输血科	储血冰箱、贮血室空气净化效果	每月一次	

注:手卫生效果监测的是手消毒结果是否达到卫生学要求的检测,医疗机构还应开展手卫生依从性的监测。

附录 2 消毒试验用试剂和培养基配方

1. 磷酸盐缓冲液 (PBS, 0.03 mol/L, pH7.2)

无水磷酸氢二钠	2.83 g
磷酸二氢钾	1.36 g
蒸馏水加至	1 000 ml

将各成分加入 1 000 ml 蒸馏水中,待完全溶解后,调 pH 至 7.2～7.4,于 121℃压力蒸汽灭菌 20 min 备用。

2. 无菌检验用洗脱液

吐温-80	1 g
蛋白胨	10 g
氯化钠	8.5 g
蒸馏水	1 000 ml

将各成分加入 1 000 ml 0.03 mol/L PBS 液中,加热溶解后调 pH 至 7.2～7.4,于 121℃压力蒸汽灭菌 20 min 备用。

3. 营养琼脂培养基

蛋白胨	10 g
牛肉膏	5 g
氯化钠	5 g
琼脂	15 g
蒸馏水	1 000 ml

除琼脂外其他成分溶解于蒸馏水中,调 pH 至 7.2～7.4,加入琼脂,加热溶解,分装,于 121℃压力蒸汽灭菌 20 min 备用。

4. 溴甲酚紫蛋白胨培养液

蛋白胨	10 g
葡萄糖	5 g
可溶性淀粉	1 g
溴甲酚紫乙醇溶液	10 ml
蒸馏水	1 000 ml

将蛋白胨、葡萄糖溶解于蒸馏水中,调 pH 至 7.0～7.2,加入 1% 溴甲酚紫酒精溶液,摇匀后,分装,每管 5 ml,于 115℃压力蒸汽灭菌 30 min。置 4℃冰箱备用。

5. 营养肉汤培养基

蛋白胨	10 g
牛肉膏	5 g
氯化钠	5 g
蒸馏水	1 000 ml

将各成分溶解于蒸馏水中,调 pH 至 7.2～7.4,分装,于 121℃压力蒸汽灭菌 20 min 备用。

6. 嗜热脂肪杆菌恢复琼脂培养基

蛋白胨	10 g
牛肉膏	3 g
可溶性淀粉	1 g
葡萄糖	1 g
琼脂	20 g
蒸馏水	1 000 ml

以上各成分用蒸馏水溶解,调 pH 至 7.0～7.2,装瓶,经 115℃压力蒸汽灭菌 30 min 后使用。

7. 0.5%葡萄糖肉汤培养基

蛋白胨	10 g
氯化钠	5 g
葡萄糖	5 g
肉浸液	1 000 ml

取蛋白胨与氯化钠加入肉浸液内,微温溶解后,调 pH 至弱碱性,煮沸、加入葡萄糖溶解后摇匀,滤清,调 pH 至 7.0～7.4,分装,于 115℃压力蒸汽灭菌 30 min。

8. 稀释液:胰蛋白胨生理盐水溶液(TPS)

胰蛋白胨	1.0 g
氯化钠	8.5 g

先用 900 ml 以上蒸馏水溶解,并调节 pH 在 7.0±0.2(20℃),最终加蒸馏水至 1 000 ml,分装后,经 121℃压力蒸汽灭菌后使用。

9. 需氧-厌氧菌琼脂培养基

酪胨(胰酶水解)	15 g
牛肉膏	3 g
葡萄糖	5 g
氯化钠	2.5 g
L-胱氨酸	0.5 g

硫乙醇酸钠	0.5 g
酵母浸出粉	5 g
新鲜配制的 0.1% 刃天青溶液	1.0 ml
(或新鲜配制的 0.2% 亚甲蓝溶液)	0.5 ml
琼脂	0.5~0.7 g
蒸馏水	1 000 ml

取上述成分(除葡萄糖和刃天青溶液外)加入蒸馏水中,微温溶解后,调 pH 至弱碱性,煮沸、滤清,加入葡萄糖和刃天青溶液,摇匀,调 pH 至 6.9~7.3,分装于 115℃ 压力蒸汽灭菌 30 min。

10. 无菌试验用真菌培养基

磷酸二氢钾(KH_2PO_4)	1 g
硫酸镁($MgSO_4 \cdot 7H_2O$)	0.5 g
蛋白胨	5 g
葡萄糖	10 g
蒸馏水	1 000 ml

除葡萄糖外,上述各成分加入蒸馏水内,微温溶解后,调节 pH 约 6.8,煮沸,加葡萄糖溶解后,摇匀滤清,调 pH 使灭菌后为 6.4±0.2,分装,115℃ 压力蒸汽灭菌 20 min 备用。

11. 血琼脂培养基

营养琼脂	100 ml
脱纤维羊血(或兔血)	10 ml

将营养琼脂加热熔化待冷至 50℃ 左右,以无菌操作将 10 ml 脱纤维血加入后摇匀,倒平皿置冰箱备用。

12. 胰蛋白胨大豆琼脂培养基(TSA)

胰蛋白胨	1.5%
大豆蛋白胨	0.5%
氯化钠	0.5%
琼脂	1.6%

用蒸馏水配制而成,调 pH 至 7.2±0.2,经 121℃ 压力蒸汽灭菌后使用。

13. 胰蛋白胨大豆肉汤培养基(TSB)

胰蛋白胨	1.5%
大豆蛋白胨	0.5%
氯化钠	0.5%

用蒸馏水配制而成,调 pH 至 7.2±0.2,经 121℃ 压力蒸汽灭菌后使用。

14. 乳糖胆盐发酵管

蛋白胨	20 g
猪胆盐(或牛、羊胆盐)	5 g
乳糖	10 g
0.04%溴甲酚紫水溶液	25 ml
蒸馏水	1 000 ml

将蛋白胨、胆盐及乳糖溶解于蒸馏水中,调 pH 至 7.4,加入 0.04%溴甲酚紫水溶液,分装(每管 10 ml),并放入一个小导管,于 115℃压力蒸汽灭菌 15 min。

15. 月桂基硫酸盐胰蛋白胨(LST)肉汤

胰蛋白胨或胰酪胨	20.0 g
氯化钠	5.0 g
乳糖	5.0 g
磷酸氢二钾(K_2HPO_4)	2.75 g
磷酸二氢钾(KH_2PO_4)	2.75 g
月桂基硫酸钠	0.1 g
蒸馏水	1 000 ml

将上述成分溶解于蒸馏水中,调节 pH 至 6.8±0.2。分装到有玻璃小导管的试管中,每管 10 ml。121℃高压灭菌 15 min。

16. 缓冲蛋白胨水(BPW)

蛋白胨	10.0 g
氯化钠	5.0 g
磷酸氢二钠(含 12 个结晶水)	9.0 g
磷酸二氢钾	1.5 g
蒸馏水	1 000 ml

将各成分加入蒸馏水中,搅混均匀,静置约 10 min,煮沸溶解,调节 pH 至 7.2±0.2,于 121℃高压灭菌 15 min。

17. 四硫磺酸钠煌绿(TTB)增菌液

(1) 基础液

蛋白胨	10.0 g
牛肉膏	5.0 g
氯化钠	3.0 g
碳酸钙	45.0 g
蒸馏水	1 000 ml

除碳酸钙外,将各成分加入蒸馏水中,煮沸溶解,再加入碳酸钙,调节 pH 至 7.0±0.2,121℃高压灭菌 20 min。

（2）硫代硫酸钠溶液

硫代硫酸钠（含 5 个结晶水）	50.0 g
蒸馏水	100 ml

121℃高压灭菌 20 min。

（3）碘溶液

碘片	20.0 g
碘化钾	25.0 g
蒸馏水	100 ml

将碘化钾充分溶解于少量的蒸馏水中，再投入碘片，振摇玻瓶至碘片全部溶解为止，然后加蒸馏水至规定的总量，贮存于棕色瓶内，塞紧瓶盖备用。

（4）0.5％ 煌绿水溶液

煌绿	0.5 g
蒸馏水	100 ml

溶解后存放暗处不少于 1 天，使其自然灭菌。

（5）牛胆盐溶液

牛胆盐	10.0 g
蒸馏水	100 ml

加热煮沸至完全溶解，121℃高压灭菌 20 min。

（6）制法

硫代硫酸钠溶液	100 ml
碘溶液	20.0 ml
煌绿水溶液	2.0 ml
牛胆盐溶液	50.0 ml

临用前，按上列顺序，以无菌操作依次加入基础液中，每加入一种成分均应摇匀后再加入另一种成分。

18. 亚硒酸盐胱氨酸(SC)增菌液

蛋白胨	5.0 g
乳糖	4.0 g
磷酸氢二钠	10.0 g
亚硒酸氢钠	4.0 g
L-胱氨酸	0.01 g
蒸馏水	1 000 ml

除亚硒酸氢钠和 L-胱氨酸外，将各成分加入蒸馏水中，煮沸溶解，冷至55℃以下，以无菌操作加入亚硒酸氢钠和 1 g/L L-胱氨酸溶液 10 ml（称取0.1 g L-胱氨酸，加 1 mol/L 氢氧化钠溶液 15 ml，使溶解，再加无菌蒸馏水

至 100 ml 即成,如为 DL-胱氨酸,用量应加倍)。摇匀,调节 pH 至 7.0±0.2。

19. 亚硫酸铋(BS)琼脂

蛋白胨	10.0 g
牛肉膏	5.0 g
葡萄糖	5.0 g
硫酸亚铁	0.3 g
磷酸氢二钠	4.0 g
煌绿	0.025 g 或 5.0 g/L 水溶液 5.0 ml
柠檬酸铋铵	2.0 g
亚硫酸钠	6.0 g
琼脂	18.0~20.0 g
蒸馏水	1 000 ml

将前三种成分加入 300 ml 蒸馏水(制作基础液),硫酸亚铁和磷酸氢二钠分别加入 20 ml 和 30 ml 蒸馏水中,柠檬酸铋铵和亚硫酸钠分别加入另一 20 ml 和 30 ml 蒸馏水中,琼脂加入 600 ml 蒸馏水中。然后分别搅拌均匀,煮沸溶解。冷至 80℃ 左右时,先将硫酸亚铁和磷酸氢二钠混匀,再倒入基础液中混匀。将柠檬酸铋铵和亚硫酸钠混匀,倒入基础液中再混匀。调节 pH 至 7.5±0.2,随即倾入琼脂液中,混合均匀,冷至 50~55℃。加入煌绿溶液,充分混匀后立即倾注平皿。

注:本培养基不需要高压灭菌,在制备过程中不宜过分加热,避免降低其选择性,室温下贮于暗处,超过 48 h 会降低其选择性,本培养基宜于当天制备,第二天使用。

20. HE 琼脂

蛋白胨	12.0 g
牛肉膏	3.0 g
乳糖	12.0 g
蔗糖	12.0 g
水杨素	2.0 g
胆盐	20.0 g
氯化钠	5.0 g
琼脂	18.0~20.0 g
蒸馏水	1 000 ml
0.4%溴麝香草酚蓝溶液	16.0 ml
Andrade 指示剂	20.0 ml

甲液	20.0 ml
乙液	20.0 ml

将前面七种成分溶解于 400 ml 蒸馏水内作为基础液;将琼脂加入于 600 ml 蒸馏水内。然后分别搅拌均匀,煮沸溶解。加入甲液和乙液于基础液内,调节 pH 至 7.5±0.2。再加入指示剂,并与琼脂液合并,待冷至 50～55℃倾注平皿。

注:① 本培养基不需要高压灭菌,在制备过程中不宜过分加热,避免降低其选择性。

② 甲液的配制

硫代硫酸钠	34.0 g
柠檬酸铁铵	4.0 g
蒸馏水	100 ml

③ 乙液的配制

去氧胆酸钠	10.0 g
蒸馏水	100 ml

④ Andrade 指示剂

酸性复红	0.5 g
1 mol/L 氢氧化钠溶液	16.0 ml
蒸馏水	100 ml

将复红溶解于蒸馏水中,加入氢氧化钠溶液。数小时后如复红褪色不完全,再加氢氧化钠溶液 1～2 ml。

21. 木糖赖氨酸脱氧胆盐(XLD)琼脂

酵母膏	3.0 g
L-赖氨酸	5.0 g
木糖	3.75 g
乳糖	7.5 g
蔗糖	7.5 g
去氧胆酸钠	2.5 g
柠檬酸铁铵	0.8 g
硫代硫酸钠	6.8 g
氯化钠	5.0 g
琼脂	15.0 g
酚红	0.08 g
蒸馏水	1 000 ml

除酚红和琼脂外,将其他成分加入 400 ml 蒸馏水中,煮沸溶解,调节 pH 至 7.4±0.2。另将琼脂加入 600 ml 蒸馏水中,煮沸溶解。

将上述两溶液混合均匀后,再加入指示剂,待冷至 50~55℃倾注平皿。

注:本培养基不需要高压灭菌,在制备过程中不宜过分加热,避免降低其选择性,贮于室温暗处。本培养基宜于当天制备,第二天使用。

22. 三糖铁(TSI)琼脂

蛋白胨	20.0 g
牛肉膏	5.0 g
乳糖	10.0 g
蔗糖	10.0 g
葡萄糖	1.0 g
硫酸亚铁铵(含 6 个结晶水)	0.2 g
酚红	0.025 g 或 5.0 g/L 溶液 5.0 ml
氯化钠	5.0 g
硫代硫酸钠	0.2 g
琼脂	12.0 g
蒸馏水	1 000 ml

除酚红和琼脂外,将其他成分加入 400 ml 蒸馏水中,煮沸溶解,调节 pH 至 7.4±0.2。另将琼脂加入 600 ml 蒸馏水中,煮沸溶解。

将上述两溶液混合均匀后,再加入指示剂,混匀,分装试管,每管约 2~4 ml,121℃高压灭菌 10 min 或 115℃高压灭菌 15 min,灭菌后制成高层斜面,呈橘红色。

23. 注意事项

(1)配制培养基的容器不宜用铜锅或铁锅,以免影响细菌生长。

(2)培养基用的试管口和锥形瓶口应用普通棉花制成的棉塞,再用牛皮纸包好。

(3)试剂与培养基配制好后应置清洁处保存,常温下不超过 1 个月。

附录3　常用消毒剂的中和剂

消毒剂(浓度)	中和剂(浓度)
含氯(碘)消毒剂〔有效氯(碘)0.1%～0.5%〕	硫代硫酸钠(0.1%～1.0%)
过氧乙酸(0.1%～0.5%)	硫代硫酸钠(0.1%～1.0%)
过氧化氢(1.0%～3.0%)	硫代硫酸钠(0.1%～1.0%)
戊二醛(2%)	甘氨酸(1%)
季铵盐类消毒剂(0.1%～0.5%)	吐温80(0.5%～3.0%)+卵磷脂(1.0%～2.0%)
洗必泰(0.1%～0.5%)	吐温80(0.5%～3.0%)+卵磷脂(1.0%～2.0%)
酚类消毒剂(3.0%～5.0%)	吐温80(0.5%～3.0%)
碱类消毒剂	等当量酸
酸类消毒剂	等当量碱
复方消毒剂	吐温80+卵磷脂+硫代硫酸钠

附录4 各类环境空气、物体表面、医护人员手消毒卫生标准

环境类别	空气平均菌落数		物体表面平均菌落数（cfu/cm²）	医务人员手平均菌落数（cfu/cm²）
	平板暴露法（cfu/皿）	空气采样器法（cfu/m³）		
Ⅰ类	见表1-4 表1-5	≤150	≤5	
Ⅱ类	≤4(15 min)	—	≤5	外科手≤5 卫生手≤10
Ⅲ类	≤4(5 min)	—	≤10	
Ⅳ类	≤4(5 min)	—	≤10	